AF500497

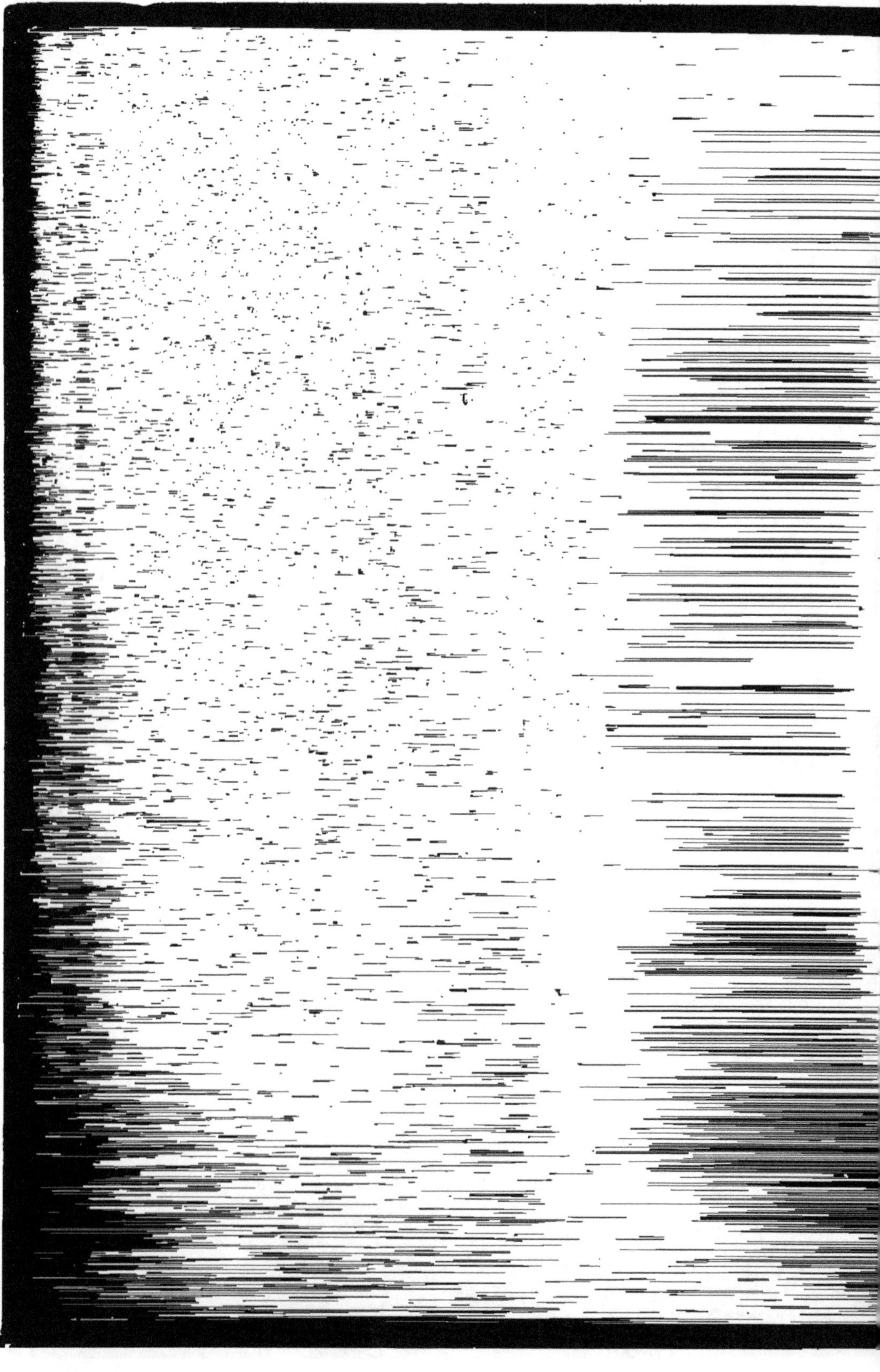

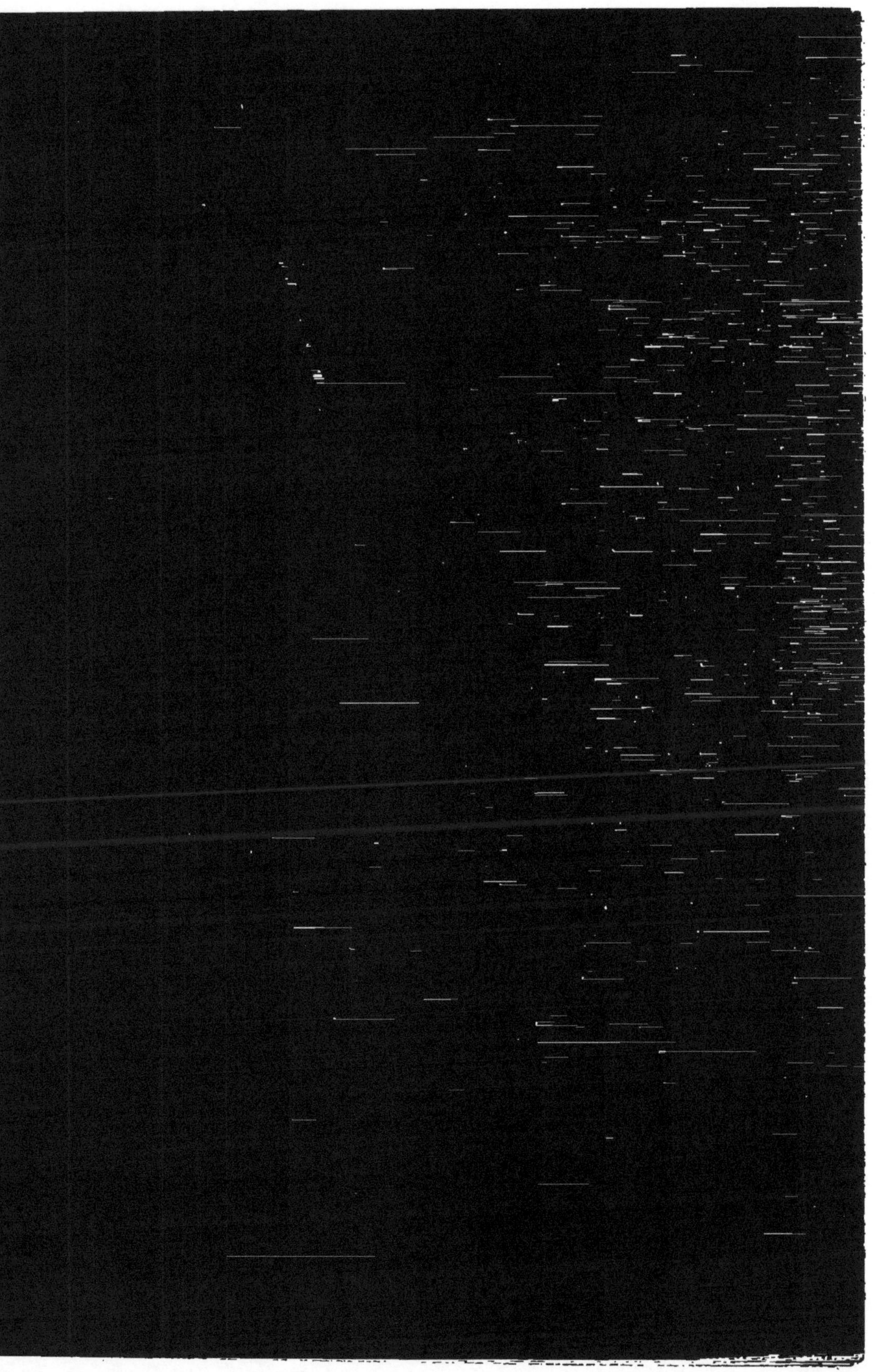

Dictionnaire

DES

MALADIES

Dr J.-B. DUBOIS

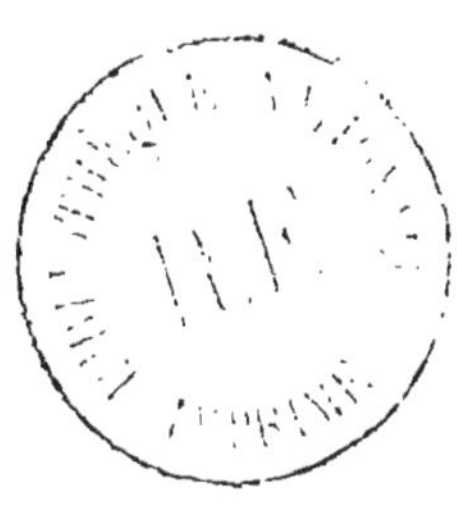

Dictionnaire

DES

MALADIES

Causes et Traitements

PARIS

Journal de la Santé

16, Rue de la Grange-Batelière, 16

1890

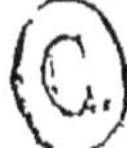

PRÉFACE

Je mets mon petit livre sous le patronage du *Journal de la Santé*. Je ne saurais trouver, en effet, un meilleur répondant que cet organe qui a su créer en France un courant éminemment favorable à la vulgarisation scientifique et médicale, aucune publication n'ayant une part plus large que la sienne dans l'éducation hygiénique des masses.

Grâce à un concours de circonstances exceptionnelles, grâce aussi, il faut le dire, à des efforts constants, à des sacrifices énormes, le *Journal de la Santé* a acquis cette popularité saine et solide qui va du château à la chaumière, gagnant de proche en proche et non seulement se répandant par toute la France, mais envahissant les contrées les plus éloignées, notamment toutes celles où notre langue est parlée ou simplement enseignée.

J'ai donc demandé à ce Journal, dont je m'honore d'être l'un des fondateurs et auquel je n'ai pas cessé de collaborer assidûment, de publier mon **Dictionnaire des maladies**, car je crois que ce travail, tout de compilation, il est vrai, comblera véritablement une lacune dans la littérature de vulgarisation.

On ne le sait que trop : les Dictionnaires de médecine composés exclusivement en vue d'un public médical sont volumineux et d'un prix très élevé.

C'est un lexique plutôt qu'un dictionnaire qui fait défaut, maintenant surtout que, dans la grande Presse comme dans les journaux spéciaux, les articles d'hygiène et de médecine que le public lit avidement, mais pas toujours avec fruit, fourmillent de termes techniques qui rendent des phrases entières et parfois l'article lui-même incompréhensibles. En rendre la lecture plus profitable, tel est l'un des résultats que j'ai cherché à atteindre. Sous ce rapport, mon petit Dictionnaire est absolument nouveau dans son genre, et ceux qui le consulteront y trouveront matière à satisfaire une curiosité bien légitime, en même temps qu'ils y puiseront des indications utiles au point de vue de leur santé.

C'est qu'en expliquant *le mot*, j'ai eu en vue de faire comprendre *la chose*. Toutefois en renseignant les lecteurs sur le traitement à suivre dans la plupart des cas, j'ai banni rigoureusement toutes ces recommandations intéressées, toutes ces annonces de médicaments spéciaux qui foisonnent dans certaines publications, dont elles constituent d'ailleurs l'unique raison d'être.

Faire une place, même réduite, à ce genre de publicité, ç'eût été dénaturer, diminuer la portée utilitaire de mon livre, lui retirer son vrai caractère. J'ai voulu que mon **Dictionnaire des maladies**, par son petit volume, pût avoir sa place sur le bureau, dans la bibliothèque ou au chevet de tous ceux qui veulent lire et comprendre. Je n'ai rien négligé pour le rendre intelligible et pratique. J'espère que les lecteurs lui feront bon accueil et sauront gré au *Journal de la Santé* de m'avoir aidé à le publier.

Paris, le 1er Juillet 1890.

Dr J.-B. DUBOIS.

DICTIONNAIRE DES MALADIES

A

Abcès. — Amas purulent causé par l'inflammation rapide ou lente, des tissus ; donc, deux sortes d'abcès. S'il y a douleur chaleur, formation rapide ; c'est *l'abcès chaud* ; si la formation de pus est lente, la tumeur indolente, c'est *l'abcès froid.*

Les abcès se forment dans tous les organes, même les os.

Traitement. — Eviter la suppuration ; résolutifs, onguent napolitain, injection de teinture d'iode. Si le pus est formé, incision au bistouri.

Absinthisme. — Forme particulière d'alcoolisme avec prédominance de symptômes nerveux.

Aboulie. — Absence de volonté.

Acampsie. — Impossibilité de fléchir une articulation.

Acardie. — Absence congénitale du cœur.

Acataposе. — Impossibilité d'avaler.

Acatharsie. — Impureté d'humeurs.

Accès. — Réunions de phénomènes revenant à des époques fixes ou indéterminées : accès de fièvre, d'épilepsie, etc.

Accouchement. — Expulsion naturelle ou extraction, par l'art, du fœtus et de ses dépendances hors de la matrice ; l'accouchement est à *terme* quand il a lieu 260 à

280 jours après la conception ; *tardif* quand il dépasse ce terme ; *prématuré* quand il se produit du 180e au 260e jour ; avant le 180e jour, il prend le nom d'avortement.

Acedia. — Sorte de mélancolie commune dans les monastères, dans les prisons.

Acéphalie. — Absence congénitale de tête.

Acéphalobrachie. — Absence de tête et de bras chez le fœtus.

Acéphalogastrie. — Absence de tête et de tronc chez le fœtus.

Acéphalothoracie. — Absence de thorax et de tête chez le fœtus.

Acescence. — Dyspepsie caractérisée par la production de renvois acides.

Achirie. — Absence des mains chez le fœtus.

Achlys. — Obscurcissement de la cornée.

Acholie. — Choléra asiatique ; le cours de la bile paraît suspendu dans cette maladie.

Achroma (éphélide blanche). — Décoloration partielle de la peau.

Achromatopsie. — Variété de daltonisme dans lequel toutes les couleurs paraissent blanches, gris plus ou moins clair et gris foncé.

Achymose. — Vice de la digestion stomacale, manque de formation du chyme.

Acné. — Inflammation des glandes sébacées de la peau.

L'acné présente des aspects très divers : acné ponctuée, pustuleuse, indurée, congestive (couperose), varioliforme.

Les causes en sont externes : cosmétiques, malpropreté, abus d'alcools ; ou internes : scrofule, arthritis, syphilis.

Traitement. — Si la cause est externe, la supprimer ; si la cause est interne, le traitement général de la diathèse fait disparaître l'éruption.

La découverte récente de la présence, dans l'acné, de parasites appartenant au groupe des coccidies fait employer dans le traitement les préparations mercurielles et sulfureuses.

Acranie. — Absence totale ou partielle de crâne.

Acrinie. — Diminution ou absence des sécrétions naturelles.

Acrobystiolithe. — Calcul se formant dans le prépuce.

Acrodynie.—Epidémie observée à Paris en 1828 et 1829. L'acrodynie avait pour symptômes principaux des douleurs et des fourmillements aux mains et aux pieds, une insomnie opiniâtre et des troubles de la digestion.

Acupuncture. — Procédé de médication en usage en Chine et au Japon: introduit en France par MM. d'Azyr et Jules Cloquet: consiste à enfoncer dans les tissus des parties malades de fines aiguilles d'or et d'argent.

Acyanoblepsie. — Impossibilité de distinguer la couleur bleue.

Acyésie. — (Voyez stérilité).

Acystinervie. — Paralysie de la vessie.

Adénite. — Inflammation des ganglions lymphatiques. L'adénite est aiguë ou chronique chez les scrofuleux et les syphilitiques.

L'adénite aiguë se rapproche de l'abcès chaud: même traitement.

Pour l'adénite chronique, traitement antiscrofuleux ou antisyphilitique.

Adénologaldie. — Conjonctivite des nouveaux-nés.

Adénome. — Tumeur bénigne formée dans le tissu des glandes.

Adénoncose. — Tuméfaction des glandes.

Adénopathie. — (Voyez adénite).

Adénosclérose. — Induration des glandes.

Adénalgie. — Douleur siégeant dans une glande.

Adéphagie. — (Voyez boulimie).

Adiaphorèse.— Suppression de la sueur.

Adipsie. — Absence de la sensation de la soif.

Adénodynie. — Douleur ayant son siège dans les organes génitaux.

Adynamie. — Etat de faiblesse, de prostration du malade.

L'adynamie se présente dans un grand nombre de maladies aiguës (forme adynamique de la fièvre typhoïde, de la pneumonie, etc.)

Traitement: Stimulants énergiques, révulsifs, éther, toniques, caféine, etc.

Ægophonie. — Affection dans laquelle la voie ressemble à celle de la chèvre, mais cette maladie n'est pas idiopathique, c'est un symptôme de la pleurésie.

Aérhémotoxie. — Mort par syncope causée par l'introduction de l'air dans les veines, pouvant arriver lors de l'ouverture des veines au cou, à l'aisselle et au haut du bras.

Traitement : Pratiquer la respiration artificielle.

Aérophobie. — Phénomène qui se produit parfois dans la rage, dans l'hystérie, etc. L'air en mouvement produit sur la peau une impression désagréable.

Affusion. — Action de verser une certaine quantité d'eau, de quelques pouces de hauteur seulement, sur une partie quelconque du corps.

Agalactie. — Absence de lait chez les nouvelles accouchées.

Agérasie. — Vieillesse exempte des infirmités ordinaires à l'âge avancé.

Ageustie. — Diminution ou suppression de la sensation du goût.

Aglossie. — Absence de la langue.

Agoraphobie. — Crainte exagérée de certains malades de traverser les places publiques ; les médecins aliénistes regardent comme des fous ceux qui en sont atteints ; n'est-ce point là une exagération de la part des aliénistes eux-mêmes, le malade n'ayant point confiance en ses forces est hésitant, est-ce encore de la folie ? (Voir vertige stomacal).

Agriothymie. — Folie furieuse.

Agrypnie. — Privation de sommeil (insomnie).

Aigreurs. — Rapports acides provenant d'une mauvaise digestion.

Alalie. — Mutisme.

Albinos. — On se sert de ce mot pour désigner certains individus ayant la peau d'un blanc de lait, les cheveux et les poils d'un blanc jaunâtre, l'iris d'un rose pâle et la pupille d'un rouge prononcé. Ils supportent avec peine la lumière du jour. L'intelligence est assez faible chez quelques-uns d'entre eux.

Albuminurie. — Présence d'albumine dans les urines. L'albuminurie est passagère ou permanente.

Elle est passagère dans les maladies aiguës : scarlatine, choléra, érysipèle, pneumonie, typhus, grossesse.

Elle est permanente ou chronique dans les inflammations et les maladies du rein : néphrites, maladie de Bright ; dans des affections chroniques : glycosurie, maladies du cœur.

On reconnaît la présence de l'albumine dans l'urine en chauffant fortement l'urine ou en y mêlant quelques gouttes d'acide nitrique ; l'albumine se coagule et forme un nuage ou un dépôt blanc dans le liquide.

Traitement suivant la cause : d'une façon générale régime lacté.

Alcoolisme. — Affection causée par l'abus des boissons alcooliques, sans que cet abus soit porté jusqu'à l'enivrement ; l'alcoolisme est caractérisé : 1° par des troubles de la digestion, vomissement à jeûn, perte d'appétit ; 2° par des troubles de la motilité : débilité musculaire, crampes ; 3° par des troubles nerveux : insomnies, cauchemars, hallucinations, paralysies, épilepsies, etc.

Traitement : supprimer la cause, hydrothérapie, chloral, etc.

Aliénation mentale. — (Folie). Ensemble d'états pouvant être divisés en 4 groupes : 1° monomanie ou idées fixes ; 2° délire des persécutions ou monomanie des grandeurs (voir paralysie générale) ; 3° hallucinations de la vue, de l'ouïe, etc.) ; 4° démence, dernier degré de la folie, destruction intellectuelle.

Allaitement. — Alimentation de l'enfant par le lait. L'allaitement peut être fait par la mère (A. maternel), par une nourrice (A. étranger), au moyen de lait de vache ou autre ; à l'aide d'un appareil spécial (A. artificiel), par une femelle d'animal domestique (A. animal).

Allochromanie. — Vue fausse des couleurs, variété de daltonisme.

Allopathe. — Les médicaments produisent chez l'individu bien portant des phénomènes autres que ceux observés chez le malade : un fébrifuge allopathe ne produirait pas la fièvre chez l'individu sain.

Allopathie.—Mot créé par Hahnemann par opposition à Homéopathie. Toute médecine qui n'est pas homéopathique est allopathique. Ce serait si l'on veut la médecine physiologique dans laquelle les traitements suivent les époques, changent selon les progrès de la physiologie. C'est donc en réalité le nom de la médecine traditionnelle, qui n'a ni pour but, ni pour effet de produire chez les malades des symptômes semblables à ceux de la maladie.

Allotriaphagie. — (Pica). Perversion de l'appétit.

Alopécie. — Chute des poils et des cheveux. L'alopécie peut être accidentelle, prématurée, sénile.

Par extension, on a donné le nom d'alopécie à l'absence congénitale de productions pileuses.

C'est un cas d'exemption militaire.

Amaurose. — (Goutte sereine). Diminution ou perte complète de la vue, sans qu'il existe de lésion appréciable dans les différentes parties de l'œil. L'amaurose est fréquente chez les albuminuriques et les glycosuriques : donc rechercher l'albumine ou le sucre dans l'urine dès que se produit un affaiblissement de la vue.

Amblyopie. — Affaiblissement de la vue provenant d'anémie, de congestion oculaire ou de surexcitation nerveuse.

Aménorrhée. — Absence de menstrues chez une femme en âge d'être réglée, traitement suivant la cause.

Amétropie. — Irrégularité dans la vision, s'applique à la myopie et à l'hypermétropie (v. ces mots).

Amnésie. — Affaiblissement ou perte de la mémoire.

Ampoule. — Vésicules pleines de sérosités se produisant surtout aux pieds et aux mains à la suite de travaux rudes, de froissements, brûlures, etc.

Amygdales (hypertrophie des). — Augmentation de volume des amygdales.

Traitement: application sur les amygdales de bicarbonate de soude, de tannin, de teinture d'iode, pulvérisation d'eaux sulfureuses.

Amygdalite. — Inflammation aigüe ou chronique des amygdales. L'amygdalite aigüe peut être catarrhale, pultacée, ulcéreuse, phlegmoneuse, infectieuse.

L'amygdalite chronique présente souvent des poussées aigües.

Traitement pour l'amygdalite aiguë : régime lacté, sulfate de quinine, 0,40 centigr. à 1 gr. par jour, badigeonnage des amygdales avec solution de chlorhydrate de cocaïne au 1/5.

A : chronique. Application de tannin, cautérisation des amygdales.

Analeptiques. — Nom des aliments destinés à réparer les forces.

Analgésie, analgie. — Absence de douleur, insensibilité à la piqûre, au pincement, etc. Elle se produit dans l'hystérie, l'alcoolisme, etc.

Anaphrodisie. — Absence de désirs génitaux.

Anasarque. — Hydropisie générale, produite par de la sérosité accumulée dans le tissu cellulaire, et surtout dans le tissu sous-cutané. La peau est pâle, d'un blanc laiteux, froide, garde l'impression du doigt.

L'anasarque provient le plus souvent d'une lésion du cœur, du foie, du poumon, etc.

Anaspadias. — Ouverture de l'urèthre à la face supérieure de la verge. (Voir Epispadias).

Anazoturie. — Diminution ou disparition de l'urée dans l'urine.

Androme. — Éléphantiasis des bourses.

Anémie. — Etat morbide dont les phénomènes les plus saillants sont : la décoloration de la peau et des muqueuses, des palpitations, de la langueur, des troubles de la digestion.

L'anémie provient de la diminution des globules du sang, chlorose, hémorrhagies ; elle s'améliore par le fer, les toniques, etc.

Les pseudo-anémies sont d'origine parasitaire (parasites du sang et des intestins) et sont guéries par les anthelminthiques : fougère mâle, acide salicylique, etc.

Anépithymie. — Perte des désirs, des appétits : faim, soif, etc.

Anérythroblepsie. — Variété de daltonisme, la couleur rouge n'est pas perçue.

Anesthésie. — Perte de la sensibilité résultant de maladies ou de l'emploi d'agents anesthésiques : éther, chloroforme, etc.

Anévrysme. — Tumeur formée sur le trajet d'une artère par la dilatation de ses tuniques (anévrysme vrai), ou par du sang épanché hors d'une artère par suite de déchirure de sa paroi (anévrysme faux).

Angine. — Inflammation de la gorge. Différents types :

1° Angine des fièvres éruptives ; 2° Angines syphilitiques ; 3° Angine dartreuse ; 4° Angine érythémateuse ; 5° Angine rhumatismale ; 6° Angine couenneuse et diphtérique ; 7° Angine tonsillaire ; 8° Angines chroniques : granuleuse ou hypertrophique.

Angioleucite. — Inflammation des vaisseaux lymphatiques généralement consécutive à des contusions ou à des blessures.

Traitement. — Bains prolongés de la partie enflammée.

Angiosténose. — Rétrécissement des vaisseaux.

Ankylose. — Abolition du mouvement dans une articulation normalement mobile.

Ankylostome. — Ver du genre nématoïde habitant l'intestin grêle de l'homme, s'attachant par ses crochets aux parois intestinales et causant des symptômes d'anémie grave.

Anorexie. — Absence d'appétit sans dégoût des aliments.

Anteversion. — Se dit de l'utérus qui se déplace et dont le corps fait saillie en avant, tandis que le col est refoulé en arrière.

Anthracosis. — Ilots de substance noire qu'on remarque à l'autopsie dans les poumons des vieillards, des mineurs, etc. Ilots formés en grande partie par des matières charbonneuses, pénétrant dans les poumons par les voies respiratoires. Quand ces îlots sont en trop grand nombre, il se produit de l'atrophie des bronches, des symptômes se rapprochant de ceux de la phtisie.

Anthrax. — Tumeur, inflammation du tissu sous-cutané se montrant surtout au cou et à la face, et se terminant souvent par la gangrène.

Traitement. — Sangsues, pulvérisations mercurielles, incisions cruciales au bistouri.

Antidote. — Substance neutralisant les poisons.

Antispasmodique. — Substance calmante.

Aortite. — Inflammation de la tunique externe de l'aorte. Elle est aiguë ou chronique et est souvent le point de départ de l'anévrysme.

Aphonie. — Privation de la voix ; le malade ne peut faire entendre aucun son. L'aphonie peut être causée par le froid, une émotion vive, etc.

Aphrodisiaques. — Qui excitent à l'acte sexuel ;

Aphtes. — Ulcérations blanchâtres de la muqueuse de la bouche et du tube digestif.

Traitement. — Toucher les aphtes avec un pinceau imbibé d'éther.

Apnée. — Suspension brusque de la respiration.

Apocope. — Blessure avec perte de substance.

Apodémialgie. — Impulsion violente à quitter son pays.

C'est le contraire de la nostalgie.

Apoplexie — Paralysie soudaine plus ou moins complète et étendue, avec perte plus ou moins durable de sensibilité et de mouvement.

L'apoplexie est causée le plus souvent par une hémorrhagie cérébrale.

Traitement. — Compresses froides sur la tête, sinapismes promenés sur les membres, lavements, purgatifs, infusion de séné, 20 gr. de follicules de séné pour 250 gr. d'eau.

Aptyalie. — Suppression de la sécrétion salivaire.

Apyrexie. — Absence de fièvre dans l'intervalle des accès de fièvres intermittentes.

Aréole. — Cercle de couleur rouge qui circonscrit les boutons de vaccine.

Aristol. — Substance employée dans les maladies de la peau, succédané de l'iodoforme.

On l'obtient en traitant une solution d'iode par l'iodure de potassium.

Cette substance mélangée avec de la graisse peut être employée contre les brûlures.

Artério-sclérose. — Durcissement des artères.

Artérite — Inflammation de la tunique des artères.

Arthrite. — Inflammation d'une articulation. L'arthrite peut être aiguë ou chronique : (arthrite sèche, hydarthrose, tumeur blanche), voir ces mots ; l'arthrite aiguë a pour symptômes : la douleur, la chaleur, le gonflement de l'articulation malade ; elle est accidentelle et bornée à une articulation.

Traitement. — Immobiliser l'articulation, teinture d'iode, pansement ouaté.

Ascite. — Hydropisie du ventre ; le malade a le ventre gonflé, surtout en largeur, tandis que, dans la grossesse, le ventre est projeté en avant et non gonflé sur les côtés.

Pour le traitement, chercher si l'affection est occasionnée par une maladie des reins, du cœur, du foie, par la cachexie cancéreuse, paludéenne.

Asphyxie. — Suspension ou disparition, cessation complète des phénomènes de la respiration et de la circulation.

Asphyxie par submersion, voir noyés.

Asphyxie par gaz non respirables, voir empoisonnements.

Asthme. — Névrose de l'appareil respiratoire, présentant des accès périodiques revenant à des intervalles plus ou moins longs : ces accès prennent la nuit et sont caractérisés par de l'oppression, une toux pénible et suffocante.

Traitement. — Morphine, cocaïne, belladone, ventouses sur le ventre et la poitrine.

Asthénie. — Privation de force. (Voir Doctrines médicales, Doctrine de Brown).

Asthénique, qui est privé de force.

Astigmatisme. — Maladie de la vue dans laquelle les rayons lumineux partis d'un centre ne se réunissent plus en un centre. Il est corrigé par des verres cylindriques, dans le cas ou l'aberration tient à une différence dans la courbure des divers méridiens de la cornée et du cristallin.

Asystolie. — Maladie du cœur dans laquelle la systole est incomplète. (Voir Systole).

Atavisme. — Tendance à retourner au type primitif.

Ataxie. — Ataxie locomotrice, (maladie de Duchenne), sclérose des cordons postérieurs de la moelle. La forme classique d'ataxie présente 3 périodes : 1re période, douleurs fulgurantes très vives et très rapides dans les membres inférieurs, puis supérieurs, troubles de la vue, strabisme, désordres génitaux ; 2e période, incoordination des mouvements, hésitation dans la marche, soubresauts, spasmes des muscles ; 3e période, paralysie et mort.

Traitement. — Phosphore, eaux de la Malou, suspension, hypnotisme.

Ataxie héréditaire (maladie de Friedreich). La moëlle présente à peu près les mêmes lésions que dans l'ataxie locomotrice, le cordon de Goce est atteint dans sa totalité, le faisceau de Burdach est pris irrégulièrement. Cette ataxie se montre dans la jeunesse et même l'enfance : il y a incoordination de mouvement, embarras de parole, nystagmus.

Ataxiques-fièvres. — Fièvres malignes irrégulières.

Athérome. — Espèce de loupe enkystée formée par une sorte de bouillie blanche.

Athérome des artères et des capillaires. Altération de la tunique élastique des artères qui devient graisseuse et cassante.

Athrepsie. — Affaiblissement et anémie de l'enfant se produisant à la suite de diarrhées persistantes, ayant pour cause une alimentation vicieuse.

Atonie. — (Voyez Asthénie).

Atrophie. — Dessèchement des organes par défaut de nutrition.

Atrophie progressive musculaire. — Amaigrissement lié à une lésion des cornes antérieures de la moelle ; l'atrophie débute par le court abducteur du pouce, la face n'est pas atteinte.

Traitement. — Eaux sulfureuses. Iodure de potassium. Electricité.

Aura. — Sensation particulière qu'éprouve le malade avant un accès d'épilepsie ou d'hystérie.

Autographisme. — Propriété qu'acquiert la peau, sous l'influence de certains troubles nerveux, notamment chez les hystériques, de conserver la trace, par une coloration et des reliefs particuliers, des contacts d'un instrument émoussé promené, même légèrement, à sa surface.

L'autographisme n'est pas un fait transitoire d'une durée éphémère, il persiste comme les troubles nerveux au milieu desquels il se développe. Il ne peut être confondu avec la roséole méningitique ou typhoïdique ; il se rapproche davantage par ses caractères extérieurs et par ses analogies de l'urticaire, qui, lui aussi, est sous la dépendance de troubles nerveux.

Avortement. — Expulsion du fœtus avant la période où il est viable, c'est-à-dire avant le 180e jour de la gestation.

B

Balanite. — Inflammation de la muqueuse qui entoure le gland et la face interne du prépuce.

Traitement. — Placer entre le prépuce et le gland de la charpie trempée dans une solution de nitrate d'argent à 1 pour 30 ; ensuite de l'eau blanche. Regarder si les urines contiennent du sucre.

Balano-posthite. — Inflammation du prépuce et du gland avec écoulement purulent. (Voir balanite).

Ballonnement (abdominal). — Distension ayant pour cause un développement exagéré de gaz dans les intestins. L'abdomen devient globuleux, sphérique ; le malade rend des gaz par la bouche et l'anus.

Voir tympanite et pneumatose abdominale.

Bec de lièvre. — Division de l'une des lèvres, généralement la supérieure ; le bec de lièvre accidentel provient d'une blessure dont les deux bords se sont cicatrisés isolément.

Le bec de lièvre congénital se produit par arrêt de développement ; à une certaine époque de la gestation, tous les fœtus ont le bec de lièvre. Le bec de lièvre peut être simple, quand la division n'existe que dans les parties molles, la division dans ce cas peut être médiane (au milieu des lèvres) commissurale (aux commissures des lèvres) latérale ou bilatérale.

Le bec de lièvre est dit complexe quand la division s'étend aux parties dures et qu'il y a écartement de l'os maxillaire et de la voûte du palais.

Traitement. — Opération du bec de lièvre, avivement au bistouri des bords de la fente et rapprochement de ces bords par une suture (procédés opératoires très nombreux).

Béribéri. — Maladie endémique dans les pays chauds attaquant surtout les nègres ; elle est caractérisée par une anémie profonde, de l'angioleucite, de la lymphangite et souvent de l'anasarque.

Le malade tombe quelquefois dans un sommeil comateux dont il ne sort plus.

La nona ne serait-elle pas une forme atténuée du béribéri ? (Voir nona).

Blennorrhagie. — Inflammation de l'urèthre et du prépuce chez l'homme (chaude pisse), de l'urèthre et du vagin chez la femme.

Symptômes : besoin fréquent d'uriner, émission d'urine douloureuse, écoulement muco-purulent par les parties. génitales, durée 20 à 30 jours. La blennorrhagie peut devenir chronique.

Traitement. — Cubèbe, copahu, injection de sublimé au $\frac{1}{1,000}$, de sulfate de zinc à $\frac{1}{100}$. Pour les femmes, injections d'alun à $\frac{10}{100}$.

Blennorrhée. — Ecoulement chronique de la muqueuse génito-urinaire se produisant sans phénomènes inflammatoires.

Blennurie. — Catarrhe de la vessie ; l'urine est mélangée de mucosités ou de pus.

Blépharite. — Inflammation des paupières ; peut être aigüe ou chronique. La blépharite aigüe est accompagnée de tuméfaction de la paupière qui est chaude et douloureuse, et d'une exsudation d'un mucus purulent.

La blépharite chronique caractérisée par la rougeur du bord des paupières, est toujours constitutionnelle, scrofuleuse ou herpétique.

Traitement. — Lotions astringentes au sulfate de zinc ou de cuivre, 0, 50 centigr. pour 300 grammes d'eau, calomel, traitement de la diathèse.

Blépharoncose. — Tumeur des paupières.

Blépharophimosis. — Diminution congénitale de la fente palpébrale.

Blépharoplégie. — Paralysie des paupières.

Blépharoptose. — Chute de la paupière supérieure causée par le gonflement des tissus de la paupière, ou la paralysie de son muscle releveur.

Blépharospasme. — Spasmes des paupières.

Blésité. — Vice de prononciation qui fait substituer une consonnance douce à une consonnance dure : l's au g, le d au t, le z à l's, etc.

Borborygmes. — Bruits ayant pour cause le déplacement des gaz mêlés à des liquides dans l'intestin.

Ces bruits précèdent la diarrhée.

Bothriocéphale. — Ver cestoïde, à corps mou, déprimé, composé d'un grand nombre d'articles, à tête oblongue, pourvue de deux fossettes latérales, sans crochets. On signale deux espèces de bothriocéphales, parasites de l'homme : 1° Le bothriocéphale large, ver long de 6 à 20 mètres ; on l'observe chez les habitants des côtes, les riverains de certains lacs. On le croit donné par le poisson.

2° Le bothriocéphale cordé, ver plus petit que le précédent, rarement solitaire chez l'homme, habite, au Groenland, l'homme et le chien.

Mêmes remèdes que contre le tænia (ver solitaire).

Boulimie. — Perversion de l'appétit. On mange trop et l'on n'assimile pas en proportion.

Bourdonnement. — Bruit qui rappelle le son produit par le vol de l'insecte appelé bourdon. Les bourdonnements sont fréquents dans les maladies de l'oreille, dans les altérations du tympan, des osselets, de la trompe, dans les maladies de l'encéphale, dans les fièvres, la fièvre typhoïde surtout; on les observe après l'administration du sulfate de quinine.

Bouton d'Alep, de Biskra. — Maladie cutanée qui est endémique à Alep, Biskra, le Caire, et autres lieux. Elle attaque surtout les indigènes, on ne l'a qu'une fois. Le bouton d'Alep n'est ni contagieux, ni inoculable. Chez les indigènes, il se développe surtout à la face ; chez les étrangers surtout aux membres.

Le bouton d'Alep présente 3 périodes dans son évolution : 1° période d'induration, non douloureuse, dure trois ou quatre mois ; 2° période de ramollissement, le bouton se couvre d'une croûte épaisse, 3° période d'ulcération, le bouton suppure plusieurs mois, et se dessèche laissant une cicatrice indélébile.

Traitement. — Cautérisation au fer rouge avant la suppuration.

Prophylaxie, ne pas boire d'eau alcaline et boueuse.

Brachymétropie. — Voyez myopie.

Bradypepsie. — Digestion lente et difficile.

Bromidrose. — Sueur ayant une odeur infecte.

Bronchectasie. — Dilatation des bronches.

Bronchite. — Inflammation des grosses bronches. Les bronchites présentent de nombreuses variétés, les principales sont :

1° La bronchite aigüe ; 2° la bronchite chronique ; 3° la bronchectasie ou dilatation des bronches.

La bronchite aigüe est accompagnée de fièvre, de courbature, la toux est sèche, puis accompagnée de crachats, séreux d'abord, et opaques ensuite.

Traitement. — Sirops de codéïne, d'aconit, de morphine, de belladone ; tisanes d'eucalyptus, de sauge, de thym, etc.

La bronchite chronique est caractérisée par une toux fréquente et une expectoration abondante de mucosités verdâtres.

Traitement. — Eaux sulfureuses et arsénicales.

Bronchocèle. — Tumeur volumineuse de la gorge. (Voir Goître).

Brochophonie. — En auscultation, se dit d'un retentissement spécial de la voix assez semblable à celui que l'on produit en parlant dans un tube. Les conditions nécessaires à la production de la bronchophonie sont surtout réalisées dans la pneumonie.

Broncho-pneumonie. — Bronchite capillaire.

Inflammation des petites bronches et des poumons, qui présente en même temps que les symptômes de la bronchite aigüe, des phénomènes d'asphyxie. Elle est fréquente chez les enfants et souvent secondaire ; elle suit la rougeole, le croup, etc.

Traitement. — Alcool, quinine, vésicatoires, bains tièdes.

Bronchorrhagie. — Hémorrhagie ayant sa source dans les bronches.

Bronzée (maladie). — Maladie d'Addison, présentant comme symptômes ; des douleurs violentes aux lombes et à l'abdomen (ces douleurs ont le caractère de névralgies), il se produit ensuite des vomissements bilieux ou alimentaires, du hoquet. Sur la peau on remarque des taches brunâtres, qui s'étendent ; la teinte brune devient uniforme, mais est plus accusée au mamelon, au scrotum, sur les cicatrices. Il y a du refroidissement aux extrémités ; au bout d'un an environ la maladie se termine par la mort.

Les capsules du rein sont atteintes, ainsi que les plexus nerveux voisins ; on trouve aussi des lésions scrofuleuses, cancéreuses et tuberculeuses.

Brûlure. — Ensemble de lésions produites par l'action d'une chaleur intense ; d'après l'étendue, la profondeur, la nature de ces lésions, la brûlure a été divisée en 6 degrés.

1er degré, rougeur de la peau ; 2e degré, formation d'ampoules ; 3e degré, destruction superficielle du derme ; 4e degré, destruction de la peau et du tissu cellulaire sous-cutané ; 5e degré, destruction des parties molles, tendons et muscles ; 6e degré, carbonisation de tout le membre.

Traitement général, calmer la douleur par des narcotiques ; s'il y a stupeur, employer des stimulants, alcool, etc. Traitement local, suivant le degré ; pour les trois premiers degrés compresses froides d'eau boriquée, salol ; 4e et 5e degré panser comme une plaie ordinaire ; 6e degré amputation de la partie carbonisée.

Bubon. — Toute irritation de la peau ou des muqueuses pouvant produire par sympathie l'engorgement des ganglions voisins.

C

Cachexie. — Dépérissement profond, troubles nutritifs qui marquent la fin des maladies chroniques (tuberculose, cancer, etc.)

Cacochymie. — Altération des humeurs, voir cachexie.

Café, Caféine, Caféone. — Les principes actifs du café ont été isolés.

Caféine, caféone. La caféine donne aux muscles la faculté de fournir une plus grande somme de travail sans fatigue, c'est un tonique du cœur, de la fibre cardiaque.

La caféone détruit les microbes de différentes espèces dans un temps plus ou moins long, c'est un antiseptique.

Cal. — Tissu osseux de nouvelle formation servant à réunir les fragments des os fracturés.

Calcul. — Concrétions formées par des sels accumulés en quantité anormale dans l'organisme : Calculs d'urate de soude (rouges), d'oxalate de chaux (blancs), l'urine dans ce cas est toujours acide.

Les calculs se forment aussi dans les voies urinaires atteintes d'inflammation catarrhale, l'urine est alcaline, les calculs sont blancs et formés de phosphate de chaux et de magnésie.

Les calculs peuvent être mixtes, formés à leur centre par des urates, à la périphérie par des phosphates. (*Voir* gravelle).

Callisthénie. — Moyens employés pour corriger les déviations de la colonne vertébrale occasionnées par une action irrégulière des muscles.

Callopédie. — Art de procréer de beaux enfants.

Callosité. — Indurations de la peau causées par des frottements répétés, des travaux rudes, etc.

Calophlébite. — Inflammation de la veine cave inférieure.

Calvitie. — Absence de cheveux.

Traitement. — Pour la retarder, lotions avec teinture d'arnica aromatisée ou avec teinture de cannelle, 4 grammes, sulfate de quinine, 1 gr. 50.

Si la calvitie cause des névralgies, porter des coiffures artificielles, bonnets, etc.

Cancer. — Tumeur maligne qui dénature ou détruit les tissus.

Tous les tissus : peau, muqueuses, os, etc., peuvent être attaqués de cancers.

Canitie. — Décoloration des cheveux et des poils.

Carcinome. — Tumeur maligne. (*Voir* cancer).

Cardialgie. — Douleur très vive à l'épigastre dans la région du cardia.

Cardiaques (lésions). — Lésions organiques du cœur, ayant pour effet de gêner le passage du sang au niveau des orifices auriculo-ventriculaires ou des orifices artériels, ou encore de permettre le retour du sang dans la cavité qu'il vient de quitter. (*Voir* souffles, insuffisance, rétrécissement).

Cardiectasie. — Dilatation du cœur.

Cardiocèle. — Hernie du cœur.

Cardiorrhexie. — Déchirure du tissu du cœur à la suite d'efforts, d'anévrysme du cœur, de blessure. Dans ce dernier cas, la déchirure n'est pas toujours suivie de mort.

Traitement. — Immobilité du malade, diurétiques, régime doux.

Cardio-sclérose. — Induration du tissu du cœur.

Carie. — Variété d'ostéite se distinguant de l'ostéite ordinaire par le ramollissement du tissu osseux, sa destruction, et par une tendance à gagner les parties voisines.

La carie frappe de préférence les os du pied de la main, le sternum, le corps des vertèbres, l'extrémité des os longs. L'os se gonfle, se ramollit, se remplit d'un liquide couleur lie de vin, qui devient plus tard purulent et entraîne un détritus osseux et irrégulier.

La carie est une maladie chronique, qui dure de longues années; elle peut guérir par un arrêt spontané de la maladie, ce qui n'est pas rare chez les enfants.

Traitement. — Injection de teinture d'iode dans la partie cariée, cautérisation au fer rouge, amputation de l'os carié.

Carminatif. — Médicaments ayant la propriété d'expulser les vents du canal intestinal.

Carphologie. Mouvement automatique des mains et des doigts, cherchant à saisir de petits objets en l'air ou sur les draps. Ce symptôme est fréquent dans la fièvre typhoïde. Il annonce souvent une issue fatale de la maladie.

Carreau. — On a confondu sous le nom de carreau des affections très différentes telles que : le gros ventre des rachitiques, l'entérite chronique non tuberculeuse, et la péritonite tuberculeuse. Il faut réserver ce nom à la phtisie mésentérique. (*Voir* le mot).

Casse. — Plante de la famille des légumineuses dont la gousse a été longtemps employée en thérapeutique comme purgatif : le séné est du groupe des casses.

La casse et le séné ne sont plus guère employés depuis qu'on purge avec des médicaments qui n'inspirent pas de dégoût.

Castration. — Extraction des deux testicules, et, en chirurgie, extirpation d'un ou de deux testicules; de là division de la castration en complète et incomplète.

La castration des femelles consiste dans l'enlèvement des ovaires. On la pratique sur les femelles d'animaux pour favoriser l'engraissement et empêcher la fécondation.

Cataclysme. — Mot employé en médecine par Hippocrate comme synonyme de clystère.

Catalepsie. — Maladie ou plutôt état dans lequel les membres, et même le tronc, conservent pendant toute la durée de l'attaque les attitudes et les positions qu'ils avaient au commencement, ou celles qu'on est parvenu à leur faire prendre — tomber an catalepsie — cataleptique. — (*Voir* hystérie, névrose, somnambulisme, magnétisme, hypnotisme).

Cataménial (flux). — (*Voir* menstruation).

Cataphora. — Assoupissement sans fièvre ni délire.

Cataptose. — Chute soudaine du corps sur le sol dans l'attaque d'hystérie et d'épilepsie.

Cataracte. — Maladie de la vue. Opacité du cristallin ou de sa membrane ou de la couche de Morgagni.

On opère la cataracte en faisant sortir le cristallin après une incision de la sclérotique — ou en abaissant le cristallin.

De là deux modes: — opération de la cataracte par extraction, — opération de la cataracte par abaissement.

Catarrhe. — Inflammation des membranes muqueuses, des poumons, de la vessie, etc. Le nom de l'organe, joint au mot catarrhe, indique le siège de l'inflammation.

Catarrhe se dit vulgairement de la bronchite chronique, l'expectoration étant très abondante dans cette dernière maladie.

Catartisme. — Réduction d'un os luxé.

Cathérèse. — Epuisement indépendant de toute évacuation artificielle comme la saignée, une purgation.

Cathéjérisme. — Opération qui consiste à introduire une sonde dans la vessie pour évacuer l'urine.

Cauchemar. — Sorte de délire survenant pendant le sommeil et rien que durant le sommeil ; le malade est en proie à une forme particulière de songe, éprouve un sentiment pénible d'oppression, de suffocation, mêlé d'anxiété, de frayeur avec gêne dans les mouvements, impossibilté d'articuler les sons, cris avec effort jusqu'à ce qu'un réveil en sursaut rende à la personne la liberté de ses fonctions et de son intelligence.

Hippocrate en a donné une description que nous ne pouvons nous empêcher de reproduire.

« Il y en a qui, dans le sommeil, crient, gémissent, certains qui se sentent étouffés, quelques-uns qui sautent du lit, qui marchent et sont hors de leur raison, jusqu'à ce que, après s'être réveillés, ils se trouvent aussi sains qu'auparavant et jouissent parfaitement de toutes leurs facultés, on remarque seulement qu'ils sont pâles et faibles. »

Cœlius, Aurelianus et Galien ont décrit aussi cet état.

De nos jours, on le constate chez les femmes hystériques,

les hypochondriaques, les hommes timides, les individus impressionnables et nerveux et surtout chez les enfants.

Il est rarement épidémique.

Les ouvrages de médecine militaire en citent cependant des exemples dans les armées en marche.

Le traitement dépend de la cause.

Surcharge de l'estomac produite par un repas trop copieux, ne pas se coucher trop tôt après son dîner, attendre que la digestion soit terminée : s'il est symptomatique d'une affection cérébrale : folie, hystérie, hypochondrie, voir le traitement spécial de ces affections.

Caustique. — Substance employée pour brûler la peau et détruire les tissus.

Causus. — Mot employé par Hippocrate pour désigner une fièvre remittente caractérisée par une chaleur et une soif excessives.

Cautère. — Plaie ouverte à dessein au bras ou à la cuisse et dont on entretient la suppuration dans un but thérapeutique.

On a donné aussi le nom de cautère aux instruments et aux substances qui servent à détruire par la combustion les os ou les parties molles, (voir aussi thermocautère). Cautère est employé au pluriel dans le sens de caustiques.

On nomme cautères potentiels les caustiques comme la potasse, et cautère actuel l'instrument de cuivre ou de fer qui sert à brûler.

Cautérisation. — Action des caustiques, du fer rouge, ou de l'électricité (thermo et galvano-cautères).

Cécité. — Privation de la vue.

Céphalalgie. — Douleur vive à la tête.

La céphalalgie peut être générale, s'étendre à toute la tête, ou partielle : frontale, occipitale. La céphalalgie s'accompagne d'ordinaire de quelques troubles des sens, bourdonnements d'oreilles, éclairs, etc. Elle influe sur les voies digestives, d'où nausées, vomissements. La céphalalgie est un symptôme qui se montre dans un grand nombre d'affections : 1° elle peut être liée à une lésion de la tête ou du cerveau, tumeur, congestion, etc. : 2° elle est déterminée par les fièvres, quelle qu'en soit la nature : 3° elle est fréquente dans les maladies de l'intestin et de l'estomac, dans les anémies, les intoxications, les névroses ; 4° la goutte, le rhumatisme, la syphilis, donnent aussi naissance à des douleurs de tête plus ou moins vives.

Traitement. — Suivant la cause.

Céphalématome. — Tumeur circonscrite due à du sang épanché qu'on remarque sur le crâne des nouveaux-nés, surtout quand l'accouchement a été long ou laborieux.

Céphalie ou **Céphalée.** — Mal de tête violent, (voir céphalalgie).

Céphalique. — Qui a rapport à la tête ; d'où vient céphalalgie, douleur de tête, céphalie, mal de tête violent, opiniâtre, souvent périodique.

Céphalite. — (Voir encéphalite).

Céphalotripsie. — Emploi du céphalotribe, instrument destiné à broyer la tête du fœtus, quand la tête est trop grosse ou le bassin trop étroit pour que l'accouchement s'accomplisse et que la tête sorte au-dehors.

Cérat. — Du mot grec cire, médicament externe, ayant pour base de l'huile et de la cire, diffère des pommades par l'absence de graisses, diffère des onguents par ce qu'il ne contient pas de matières résineuses.

Cercomonade. — Infusoire trouvée par Davaine dans les déjections des cholériques. De là la nécessité de brûler les linges souillés pour éviter la contagion.

Cérébroscopie. — Méthode qui consiste à se servir de l'ophthalmoscope pour connaître l'état du cerveau.

Les relations existant entre les lésions de la rétine, de la choroïde et du nerf optique permettent de diagnostiquer la méningite, l'hydrocéphalie, les tumeurs cérébrales, les myélites, l'ataxie locomotrice.

Chalazion. — Tumeur du bord libre des paupières.

Traitement. — Cautérisation au nitrate d'argent.

Champignons. — Les principaux champignons vénéneux sont : la fausse oronge, l'agaric bulbeux, l'agaric printanier, l'oronge ciguë verte, l'oronge croix de Malte, l'agaric meurtrier, les agarics âcre, caustique et styptique, l'œil de Corneille, la tête de méduse, le blanc d'ivoire, l'œil de l'olivier, l'entonnoir creux et vénéneux, le grand moutardier.

Les champignons qui croissent à l'ombre, dans les bosi épais où le soleil ne pénètre pas sont mauvais ; ceux qui ont été mordus et laissés par les insectes, ceux qui croissent et pourrissent vite doivent être rejetés.

Traitement de l'empoisonnement par les champignons : vomitif, suivi de purgatifs, administrés de $\frac{1}{2}$ heure en $\frac{1}{2}$ heure, huile de ricin a. a. 30 gr. ; sirop de fleur de pêcher a. a. 30 gr. : si l'évacuation n'a pas lieu, lavement purgatif.

Pour calmer les douleurs, sirop de fleur d'oranger, additionné d'éther sulfurique.

Chancre. — Petite ulcération de la peau et des muqueuses.

On distingue deux sortes de chancres :

1° Le chancre mou et simple, affection locale, limitant ses effets à la région qu'il occupe, n'infectant pas l'individu, se développant par contact au moment même de l'inoculation, il débute par une ulcération qui se creuse profondément ; le pus, abondant et très contagieux, fait naître des ulcérations sur les parties voisines. La base du chancre est molle; au bout d'un ou deux mois le malade est complètement guéri.

2° Le chancre induré est le premier accident de la syphilis ; il est l'indice d'un état général morbide, le malade est et restera syphylitique. La base de ce chancre est dure, cartilagineuse ; le pus est peu abondant.

Traitement. — Poudre de calomel ou d'iodoforme sur le chancre.

Chancroïde. — Voir chancre induré et syphilis.

Charbon. — Maladie virulente qui se développe spontanément chez certains animaux, et se transmet à l'homme par inoculation ou simple contact. Elle porte chez lui, le nom de pustule maligne

Lorsque la pustule est extirpée avant que l'infection ait lieu, le malade guérit complètement.

Traitement. — Injection de teinture d'iode, d'acide phénique, cautérisation au fer rouge.

Chassie. — Humeur jaunâtre secrétée par les glandes de la paupière.

Chéloïde. — Tumeur de forme bizarre, se développant spontanément sur la peau ou sur une cicatrice. La poitrine et le cou sont les lieux de prédilection de la chéloïde.

Traitement. — Aucun. Se garder de la détruire par le bistouri ou les caustiques, car la récidive est certaine.

Chémosis. — Inflammation de la conjonctive qui forme un bourrelet autour de la cornée.

Chique. — Ou puce chique, insecte de l'ordre des suceurs, habitant les bois de l'Amérique intertropicale.

La chique est plus petite que la puce ordinaire ; elle est rouge brun, avec des tâches blanches sur le dos.

L'abdomen de la femelle se renfle en boule après la fécondation.

La chique femelle fécondée attaque seule l'homme. On la trouve ordinairement aux pieds, sous les ongles ; elle se loge entre le derme et l'épiderme, se gonfle rapidement, acquiert la grosseur d'un pois.

L'introduction de l'insecte ne cause d'abord aucune douleur, puis bientôt il se produit une démangeaison qui devient intolérable.

Pour retirer la chique on agrandit la fente faite par elle à l'épiderme.

Quand les chiques sont attachées en grand nombre dans un espace limité, elles peuvent produire de graves désordres. Il arrive parfois que les nègres perdent les phalanges des doigts de pied.

Chiromanie. — (Voir onanisme).

Chirurgie cervicale ou cérébrale. — La chirurgie cérébrale enlève les tumeurs du cerveau ; appliquée depuis peu de temps, cette méthode hardie a été couronnée d'un grand nombre de succès.

Nous ne pouvons pas ici décrire tous les procédés qui, du reste, varient selon la nature des lésions.

Chlorose. — Sorte d'anémie se produisant, chez les femmes surtout, à l'époque de l'adolescence et ayant pour caractère extérieur une teinte verdâtre de la peau. La chlorose s'accompagne de troubles dans la digestion, dans la menstruation.

Traitement. — Fer, hydrothérapie, exercice.

Cholécystite. — Inflammation de la vésicule biliaire.

Cholémie. — Présence de la bile dans le sang, phénomène qui se produit dans certaines jaunisses.

Cholerrhagie. — (Voir choléra).

Choléra. — Maladie endémique dans l'Inde, épidémique dans les autres pays.

Les symptômes les plus apparents consistent dans des vomissements nombreux et des selles bilieuses. Le bacille virgule de Koch a été regardé par ce physiologiste comme caractéristique du choléra.

L'incubation du choléra est de 36 à 56 heures, puis la diarrhée se montre et dure 3 à 4 jours.

La 3e période est la période algide, les selles sont aqueuses, incolores, il y nage des flocons blanchâtres comparables à des grains de riz (selles riziformes).

Traitement. — Combattre les vomissements par cette potion ; Ether sulfurique, 4 gr., laudanum, 15 gouttes, sirop de limons, 30 gr., eau de fleurs d'oranger, 30 gr., eau de tilleul, 90 gr., enveloppements chauds, frictions contre les crampes.

Cholérine. — Forme légère du choléra, qui est caractérisée par une diarrhée de selles fécaloïdes, puis bilieuses et séreuses.

Cholose américaine. — (Fièvre jaune).

Chondrite. — Inflammation des cartilages.

Chondrocèle. — Tumeur cartilagineuse.

Chondromalacie. — Ramollissement des cartilages.

Chondrome. — Tumeurs formées par la production artificielle de tissu cartilagineux. Elles sont plus communes dans les os : on les trouve par ordre de fréquence dans les os des doigts, du bassin, de la mâchoire ; aux extrémités du fémur, du tibia, etc.

Chorée (Danse de St-Guy). — Névrose convulsive, caractérisée par des secousses involontaires, des mouvements inégaux. Elle est surtout commune chez les enfants ; on la croit une névrose de croissance.

Traitement. — Bains sulfureux, douches, antipyrine à doses fractionnées.

Choroïdite. — Inflammation de la choroïde qui accompagne souvent les conjonctivites et kératites (inflammation de la cornée).

Chromatodysopie — Genre de daltonisme : on perçoit le blanc, le jaune, le bleu et le noir ; mais d'une manière très vague.

Chromaturie. — Emission d'urine présentant une coloration anormale.

Chromidrose. — Sueur colorée ordinairement de teinte ardoisée et se montrant surtout à la peau des paupières.

Chronique. — Désigne toute maladie de longue durée.

Cicatrice. — Trace plus ou moins apparente laissée par une plaie guérie.

Clinique (adj).

Clinique (enseignement).

Médecine expérimentale se faisant au lit du malade.

Cillose. — Tremblement continuel de la paupière supérieure.

Cirrhose. — Maladie de foie.

On distingue la cirrhose atrophique.

Le foie est dur, granulé, déformé, diminué de volume.

La cirrhose hypertrophique, le foie est gros, mou, blanchâtre.

Dans le premier cas, il y a de l'œdème des membres inférieurs, pas d'ictère, de l'ascite ; dans le second cas, il y a de l'ictère et pas d'ascite.

Traitement : Régime lacté, purgatifs, diurétiques, digitale, scille, etc.

Circoncision. — Opération qui consiste à retrancher circulairement une portion du prépuce chez les enfants nouveaux-nés, cette coutume était répandue chez les égyptiens, les hébreux, les musulmans.

Cirsocèle. — Tumeur variqueuse.

Clou. — Nom vulgaire du furoncle. (Voir furoncle).

Coléoptose. — Chute ou prolapsus du vagin.

Colécorrhexie. — Ruptures du vagin survenant à la suite d'accouchements laborieux.

Coliques. — Douleurs abdominales très vives, présentant divers caractères : sensation de resserrement, de déchirure, de constriction etc. On a divisé les coliques en : coliques *hépatiques, néphrétiques, de plomb*. (Voir ces mots).

En coliques intestinales, qui se divisent elles-mêmes en : 1° coliques par inflammation, voir entérite ; 2° coliques nerveuses ; 3° coliques venteuses.

Traitement. — Coliques nerveuses, applications chaudes sur le ventre, opium, chartreuse, etc. Coliques venteuses, menthe, anis, lavements aromatiques.

Colite. — Inflammation du gros intestin ou côlon. (Voir entérite).

Collapsus. — Etat de prostration différent de l'adynamie en ce qu'il survient brusquement.

Coloboma. — Vice de conformation de l'œil, caractérisé par une fissure de la paupière supérieure ou de l'iris.

Coma. — Etat de sommeil, d'anéantissement profond dont il est difficile ou impossible de tirer le malade.

Il se présente sous deux formes : 1° le malade est agité, prononce des paroles incohérentes ; 2° le malade est immobile et silencieux.

Le coma peut se produire par suite des altérations du cerveau, des altérations du sang : fièvre typhoïde, des marais, etc. On le constate aussi dans certaines névroses : hystérie, épilepsie, etc.

Traitement suivant la cause.

Comidon. — Inflammation des glandes sébacées. (Voir tannes, loupes).

Commotion. — Secousse, ébranlement profond pouvant déterminer la mort.

Concrétion. — Amas de substances solides, de volume plus ou moins grand et de composition chimique variée (acide urique, urates, oxalates, cholestérine, cystine, etc). (Voir gravelle, pierre, coliques hépatiques et néphrétiques.)

Condylome. — Vulgairement crête de coq ou choufleur.

Excroissance charnue douloureuse qui siège autour de l'anus, au périnée, sur le prépuce ou les parties génitales.

Traitement. — Excision au bistouri ou cautérisation au nitrate d'argent.

Congélation. — Etat des parties vivantes frappées par un froid intense ; elles deviennent insensibles, dures, décolorées : si cet état se prolonge, la partie congelée s'enflamme et tombe.

Traitement. — Frictions avec de la neige ou de l'eau froide, toniques.

Congestion. — Présence d'une quantité anormale de sang dans une région ou un organe. La congestion se distingue de l'hémorrhagie en ce que le sang n'a pas quitté les vaisseaux.

La congestion peut être active quand l'apport de sang artériel est trop considérable dans une région.

La congestion passive est due à une insuffisance dans la circulation veineuse. Congestion pulmonaire, simple symptôme qui se trouve dans un grand nombre de maladies : goutte, rhumatisme, brûlures étendues, refroidissements, etc.

Congestion cérébrale, congestion du cerveau causée par un froid ou une chaleur intense.

Traitement de la congestion selon la cause.

Conjonctivite. — Inflammation de la conjonctive ; si cette inflammation est bornée au bord des paupières, c'est la blépharite, (voir ce mot).

Si elle s'étend au globe de l'œil, c'est l'ophtalmie, (voir ophtalmie).

Consomption. — Voyez marasme.

Consomption. — Diminution lente et progressive des différentes parties du corps. (Voir étisie).

Constipation. — Difficulté d'aller à la selle.

Traitement — Laxatifs légers, lavements frais.

Constitution. — Mode d'organisation propre aux individus.

Constitution médicale.

Souvent le public ne s'explique pas pourquoi les traitements changent de siècle en siècle ; cela tient au changement de constitution médicale ; ainsi il y a cent ans la constitution médicale était celle d'une population en général pléthorique : on saignait dans la pneumonie : aujourd'hui la population en général est anémique, on donne des stimulants, de l'alcool par exemple.

Contagion. — Propriété de certaines maladies de se transmettre d'un individu à l'autre.

La contagion s'effectue de plusieurs manières : 1° par inoculation : une plaie, une déchirure de la peau sert d'entrée au principe contagieux ; 2° par contact direct avec les malades, ou avec les objets leur ayant servi : vêtements, literie, etc. ; 3° par contact indirect, au moyen de l'atmosphère viciée par des miasmes, des bactéries, etc.

L'isolement ou la fuite sont les seuls moyens propres à prévenir sûrement la contagion.(Voir maladies contagieuses).

Contagion. — Transmission d'une maladie par le contact, le rapprochement, le toucher. Maladie contagieuse, maladie qui se communique d'une personne malade à une personne saine ou n'ayant point déjà l'affection qui lui est donnée.

Contracture. — Rigidité lente et progressive des muscles se produisant dans le rhumatisme, la névralgie, les convulsions, l'hystérie.

Contre-extension. — Manœuvre employée dans la réduction des luxations.

Contusion. — Lésion produite dans les tissus par le choc d'un instrument contondant. (Voir ecchymose).

Contusions abdominales. — Il arrive souvent qu'à la suite de coups de poing, de tête, de pied de cheval, la personne atteinte ne présente aucun désordre apparent et que, quelque temps après, il se déclare une péritonite circonscrite.

Il y a 2 cas : 1er cas, rupture d'un viscère : intestin, rate ou foie ;

2e cas, inflammation simple du péritoine sans lésion viscérale, inflammation se produisant à l'endroit frappé.

Symptômes de lésions du foie : vomissement bilieux et sucre dans l'urine :si la vésicule biliaire est rompue, il n'y a pas de vomissement bilieux ; à la suite d'une perforation intestinale le malade semble ne pas avoir de désordres, parce qu'il s'est formé une eschare, mais quand l'eschare se détache, la mort arrive rapidement.

La médecine étant impuissante, la chirurgie dans ces derniers temps a tenté avec succès d'ouvrir l'abdomen et d'effectuer la suture de l'intestin.

Convulsions. — Contraction involontaire et spontanée due à diverses causes. On distingue deux sortes de convulsions : 1° convulsions toniques, contraction persistante des muscles sans secousses (premier stade de l'épilepsie); 2° convulsions cloniques, contractions avec secousses (éclampsie).

raitement. — Remonter à la cause.

Convulsion. — Secousse générale ou partielle du corps : mouvements convulsifs.

Cophose. — Diminution ou abolition du sens de l'ouïe.

Coqueluche. — Névrose épidémique caractérisée par

une toux violente et convulsive, attaquant surtout les enfants.

Traitement. — Changement d'air, belladone, antipyrine.

Cor. — Epaississement limité de l'épiderme des doigts de pied.

Corectasie. — Dilatation de la pupille.

Corps étrangers dans les voies digestives. Il arrive quelquefois qu'on avale des plumes de fer ou des aiguilles involontairement.

Traitement. — Faire manger de la bouillie de pain, qui en produisant une couche épaisse, enveloppera ces corps.

Si le corps est dans les voies respiratoires, faire vomir.

Coryza. — Vulgairement rhume de cerveau, c'est une inflammation de la membrane pituitaire du nez.

Le corysa peut être aigu, il a pour cause le refroidissement. Il peut être chronique et constitutionnel : coryza scrofuleux, herpétique, etc.

Traitement. — Aigu, respirer de la teinture d'iode, de l'ammoniaque. Chronique, insufflation de tannin, de poudre d'alun, d'acide borique, douches nasales salées, etc.

Couperose. — (*Voir* acné).

Coupure. — Solution de continuité de la peau produite par un instrument tranchant.

Traitement. — Rapprocher les bords de la coupure par un pansement agglutinatif : sparadrap, taffetas d'Angleterre ou par une suture.

Courbature. — Sensation de brisement dans les muscles et les membres, abattement des forces, extrême lassitude.

Cowpox. — (*Voir* vaccine).

Coxagre. — Goutte siégeant à la hanche.

Coxalgie. — Tumeur blanche ayant son siège à la hanche.

(*Voir* tumeur blanche).

Crabes de terre, de mer et d'eau douce. — Les accidents produits, quelquefois par ces différents crustacés, consistent après une violente irritation de la gorge, dans des vomissements répétés et des superpurgations.

Crampe. — Contraction involontaire et douloureuse des muscles des membres et des viscères. Les crampes sont fréquentes à la partie postérieure de la jambe, à l'estomac, (*voir* gastralgie). Crampe des écrivains, impossibilité de contracter régulièrement la main, surtout le pouce et l'indicateur, de retenir et de diriger une plume.

Traitement. — Crampe de la jambe, appuyer fortement la jambe sur le sol, si les crampes se renouvellent, bromure de potassium ; crampe d'estomac, opium, eau chloroformée ; crampe des écrivains, placer dans la paume de la main contracturée une boule en caoutchouc.

Craniotabes. — Ossification incomplète de la voûte du crâne chez les enfants rachitiques accompagnée de déformation du crâne.

Crétinisme. — Etat misérable de l'organisation, idiotie complète jointe à une constitution chétive : les organes et les fonctions génésiques ne sont point atrophiés, de là une dégoûtante lascivité. Les crétins abondent dans le *Valais*. (*Voir* idiotie).

Crevasse. — (*Voir* fissure, gerçure).

Crise. — Phénomènes spontanés qui terminent quelquefois les maladies.

Croup. — Mot d'origine écossaise désignant l'angine membraneuse dont sont particulièrement atteints les enfants. (*Voir* diphtérie).

Cruentation. — Suintement sanguin qui se produit sur les plaies du cadavre.

Cryptorchidisme. — Vice de conformation. Le scrotum ne renferme pas les testicules.

Curage de l'utérus. — Opération consistant à enlever des fragments, ou la totalité de la muqueuse utérine malade et à débarrasser l'organe des produits morbides qui l'encombrent, ou bien encore à attaquer un néoplasme à l'aide d'un instrument spécial arrivant à la matrice par la voie vaginale.

Cyanose (maladie bleue). — Mot par lequel on désigne les malformations congénitales du cœur. Symptômes : Teinte livide, violacée de la peau : cette coloration est plus marquée aux narines, à la paupière supérieure, au lobule de l'oreille, aux lèvres, à la bouche, devient plus foncée dans les efforts ; la toux diminue ou disparaît pendant le sommeil.

Le visage est tuméfié, les yeux proéminents, les doigts sont en *baguettes de tambour*, les ongles sont larges et épais, la chaleur du corps est faible, la respiration est difficile, le malade meurt ordinairement d'asphyxie ou de syncope, et atteint rarement l'âge adulte. (*Voir* trou de Botal).

Cyclique (règle). — Doctrine médicale des méthodistes consistant, comme procédé curatif, à faire parcourir aux malades un cercle de médicaments.

Cynanthropie. — Forme de folie dans laquelle le malade se croit changé en chien.

Cyphose. — Déformation de la colonne vertébrale connue sous le nom de gibbosité et dos rond.

Cystalgie. — Douleur aigue à la vessie.

Cysticerque. — Ver plat de la famille des ténias subissant des métamorphoses, et dont les diverses espèces produisent, chez l'homme, des kystes que l'on rencontre dans les viscères, les muscles, les os, etc. (kystes hydatiques du foie, etc).

Cystite. — Inflammation de la vessie.

Cystocèle. — Hernie de la vessie.

D

Dactylite. — Inflammation des doigts ou d'un doigt. (Voir Panaris).

Dacryocystite. — Inflammation du sac lacrymal.

Dacryodenite. — Inflammation de la glande lacrymale.

Daltonisme. — Anomalie de la vision caractérisée par l'impossibilité de distinguer certaines couleurs. La couleur rouge est celle qui manque le plus souvent ; le bleu et le jaune sont, au contraire, celles qu'on distingue le mieux.

Débilité. — Faiblesse.

Décollement. — Etat d'un organe qui se trouve séparé des parties auxquelles il doit normalement adhérer : décollement des épiphyses, de la rétine, etc.

Défaillance. — Suspension incomplète du sentiment, du mouvement, de la circulation, de la respiration (v. syncope.)

Délire. — Délire dans les maladies.

Perversion d'une ou plusieurs facultés intellectuelles ou affectives qui se montre dans la parole, dans les actions.

Délire sans fièvre, synonyme de folie. (Voir aliénation lmentale).

Délire des grandeurs, (voir monomanie des grandeurs, paralysie générale).

Délire des persécutions, (voir aliénation mentale).

Délire dans la fièvre typhoïde. — Délire symptomatique au début ou dans le cours de la maladie généralisée. Délire vague, incohérent, il peut quelquefois, surtout dans la période d'état, se systématiser et avoir tous les caractères du délire des persécutions ou de la folie religieuse.

La confusion est souvent faite avec la méningite aigüe ou avec le délire aigu essentiel des aliénistes.

Le vrai médicament à employer contre ces délires est l'opium à haute dose.

Le délire religieux est plus grave et peut conduire à la démence.

Délire — Désordre des facultés mentales.

Le délire peut être *doux*, tranquille, (subdelirium) ; le délire peut être furieux, avec hallucinations, visions effrayantes, idées de suicide, etc., le délire se montre dans les fièvres, es névroses, les altérations du cerveau, etc.

Délirium tremens. — Délire nerveux, sans fièvre, survenant chez les ivrognes, caractérisé par une agitation extrême, une loquacité extraordinaire, le malade meurt souvent d'épuisement nerveux.

Traitement. — Opiacés, sirop de chloral à haute dose, morphine etc.

Délivrance. — Se dit dans l'accouchement de la sortie des annexes du fœtus.

Démence. — Dans le sens scientifique c'est le dernier terme de la folie, c'est l'abolition complète de l'intelligence.

Démonomanie. — Etat dans lequel se trouvent certains malades qui se croient poursuivis par des démons. Souvent ces malheureux cherchent par le suicide à se soustraire aux tourments qu'ils disent éprouver.

Cette affection a régné d'une manière épidémique au quinzième, au seizième et au dix-septième siècle, dans certaines contrées de l'Allemagne, de la Hollande et en France, dans les Cévennes, au moment de la guerre des Camisards.

Demodex. — Animalcule appartenant au groupe des araignées, parasite de l'homme et habitant les follicules du nez, surtout chez les personnes à peau grasse.

Dengue. — Fièvre des pays chauds, caractérisée par des douleurs articulaires, de la courbature et des éruptions de ormes différentes, se rapprochant des éruptions de la rougeole et de la scarlatine.

Dépilatoire. — Préparation caustique dans laquelle on fait entrer de la chaux vive, du sulfure d'arsenic, etc., dans le but de déterminer la chute des poils.

Dermatalgie. — Sensibilité anormale de la peau.

Dermatorrhée. — Augmentation de la transpiration cutanée.

Dermatose. — Nom général donné aux maladies de la peau.

Descente. — Nom vulgaire des hernies et de l'abaissement de l'utérus.

Desquamation. — Exfoliation de l'épiderme, sous forme d'écailles, plus ou moins grandes, c'est la période finale des maladies éruptives : scarlatine, variole, etc.

Déviation. — Direction vicieuse que prennent certaines parties : déviations de la colonne vertébrale. (Voir scoliose, cyphose, lordose). Déviations utérines. (Voir anteversion, retroversion).

Diabète. — Maladie ayant pour caractère évident la présence de sucre dans l'urine (diabète sucré).

Il est une autre classe de diabète (diabète insipide) ; il n'y a pas de sucre dans l'urine, mais on y trouve plus d'urée et de phosphates que normalement ; puis la quantité d'urine est fort augmentée.

Traitement du diabete sucré. — Bains alcalins, boissons alcalines, arsenic, créosote, etc.

Le diabète consécutif à l'ablation du pancréas chez le chien est dû à l'absence, dans le sang, d'une quantité suffisante de ferment des huiles du glucose.

Dans un grand nombre de cas de diabète, ce ferment fait défaut ou est insuffisant ; en donnant des injections de pilocarpine, on constate une diminution de glycosurie. Le médicament agit en stimulant les glandes pancréatiques et salivaires.

Diable (Bruit de). — Nom donné à un bruit d'origine veineuse, perçu par l'auscultation dans les vaisseaux du cou, et qui est un signe d'anémie ou de chlorose, etc.

Diagnostic. — Discernement de l'état sain ou morbide par le moyen des signes que fournit à l'observateur l'examen de l'attitude extérieure du corps et de ses différentes fonctions.

Diapédèse. — Sueur sanguinolente, passage des globules du sang à travers les parois des vaisseaux capillaires

Diaphorèse. — Augmentation de la transpiration de la peau ; diaphorétique, remède qui favorise la transpiration.

Diarrhée. — On dit qu'il y a diarrhée quand les selles sont plus fréquentes, plus abondantes, plus liquides qu'elles ne le sont normalement.

Traitement. — Purgatifs légers, opium, ratanhia, diascordium, bismuth.

Diastasis. — Espèce de luxation consistant dans l'écartement de deux os qui étaient contigus.

Diastole. — Les deux ventricules du cœur se contractent ensemble, et se dilatent ensemble, le mouvement de dilatation prend le nom de diastole, celui de contraction, le nom de systole.

Diathèse. — Disposition morbide de l'organisme, se traduisant par des symptômes variés quant à leur siège, mais uniformes dans leur nature : diathèse rhumatismale, scrofuleuse, etc.

Dilatation. — Agrandissement accidentel et contre nature d'un canal, d'un orifice et d'une cavité : dilatation de l'estomac, des veines (varices), de l'aorte, etc.

Diurétique. — Médicament qui augmente la quantité de l'urine : digitale, scille, etc.

Diphtérie. — Genre de maladie caractérisée par la tendance à la formation de fausse membrane sur les muqueuses et sur la peau : la diphtérie affecte plus particulièrement la muqueuse de la bouche et du pharynx. (Voir croup).

Diplopie. — Trouble de la vue caractérisé par la vue double des objets.

Dipsomanie. — Manie de boire, prenant par périodes, et constituant des sortes d'accès, séparés par des intervalles de sobriété.

Doctrines médicales. — On entend par doctrine médicales les théories par lesquelles on a expliqué les maladies et le traitement qu'on a suivi pour les guérir.

(Voir aux différents noms).

Dothiénentérie. — Nom scientifique de la fièvre typhoïde par allusion aux ulcérations qui, dans cette maladie, se montrent à l'intestin.

Douche. — Colonne de liquide qu'on dirige sur une partie quelconque du corps.

Douve. — Vers trématodes (plats), dont plusieurs espèces sont parasites de l'homme : 1° la douve hépatique, parasite du foie ; 2° la douve hétérophye qui a été trouvée dans l'intestin ; 3° la douve ophtalmobie qui a été trouvée dans le cristallin ; 4° la douve hématobie parasite du sang.

Drastique. — Purgatif qui produit l'évacuation d'une grande quantité de liquide, de sérosités : jalap, nerprun, etc.

Duodénite. — Inflammation de l'intestin grêle, du duodénum. (Voir entérite).

Dyschromatopsie. — Perception défectueuse des couleurs. (Voir daltonisme).

Dyscrasie. — Mauvais tempérament, mauvaise constitution.

Dysenterie. — Hémorrhagie intestinale. Dysenterie des pays chauds de la Cochinchine et du Tonkin due souvent à la nature de l'eau contenant des organismes inférieurs, faire bouillir l'eau pour tuer les germes.

Dysmnesie. — Affaiblissement de la mémoire.

Dysménorrhée. — Ecoulement difficile et douloureux des règles.

Traitement. — Bains chauds, apiol, rue, armoise, etc.

Dysphagie. — Difficulté de la déglutition qui se produit dans la bouche, (dysphagie buccale) ; dans le pharynx, (dysphagie pharyngienne) ; dans l'œsophage, (dysphagie œsophagienne).

Dysphonie. — Altération de la voix.

Dyspepsie. — Digestion difficile habituelle, avec constipation, diarrhée, renvois, gaz, manque d'appétit, etc.

Traitement. — Eaux minérales gazeuses, noix vomique, belladone.

Dyspnée. — Gène et fréquence de la respiration, symptôme de lésions très diverses. Elle s'établit graduellement, ou survient tout d'un coup (spasme de la glotte), elle est continue, ou revient sous forme d'accès.

Dysurie. — Difficulté d'uriner.

E

Eblouissement. — Trouble de la vue causé par une cause extérieure, une vive lumière par exemple, ou par une cause interne, congestion cérébrale, etc.

Ecchymose. — Infiltration du sang dans les mailles du tissu cellulaire, produisant une tache plus ou moins étendue, noire, bleuâtre, violet foncé ou rouge vif sous les muqueuses ; la couleur se modifie avec le temps, et passe des teintes foncées aux teintes claires.

Traitement. — Compresses résolutives sur la région : eau-de-vie camphrée, arnica, baume napolitain, etc.

Echauboulure. — Petites élevures rouges de la peau causées par la chaleur.

Traitement. — Luxatifs et application de poudre d'amidon.

Echinocoque (ténia). — Ver qui à l'état adulte se trouve chez le chien et à l'état embryonnaire chez l'homme où il forme les kystes dits *hydatiques*.

Eclampsie. — Convulsions qui se produisent chez la femme à la fin de la grossesse et pendant le travail de l'accouchement. Ces convulsions se produisent par accès ; l'intervalle des accès est très variable ; souvent mortelle, l'éclampsie peut cependant guérir.

Traitement. — Surveiller l'urine des femmes enceintes,

Emétique. — Nom donné à tous les vomitifs. Mais ce nom aujourd'hui s'applique particulièrement au tartre stibié.

Emménagogues. — Substances facilitant l'apparition des menstrues.

Emmétropie. — *Vision régulière*. (Voir myopie, astigmatisme).

Emollient. — Substance ou préparation amollissant les tissus.

Emphysème. — Amas d'air dans les alvéoles pulmonaires dilatées anormalement et gênant la respiration; cet air n'est point dans les bronches, mais dans le tissu parenchymateux.

Empirique (doctrine). — L'empirisme en médecine n'explique rien, ne sait point pourquoi il agit de telle façon, mais il a vu que dans telle maladie, telle substance faisait du bien et il en donne. Doctrine dangereuse et d'ignorants faisant un diagnostic à la légère, ne tenant point compte des contre-indications, des constitutions médicales, des médicaments. C'est de la médecine de bonne femme. On ne sait pas pourquoi on fait une chose et on ne sait point ce qu'on fait. Quand l'empirique guérit, c'est comme un joueur qui gagne à pair ou non.

Empirisme. — Doctrine médicale fondée sur l'expérience et l'expérimentation.

Empoisonnement. — Symptômes morbides se produisant à la suite d'ingestion de poisons.

Traitement. — Evacuer le plus promptement possible la substance nuisible par des vomitifs et des purgatifs.

Empyème. — Formation de pus dans une cavité séreuse, la plèvre, par exemple. On appelle aussi empyème, l'opération qui consiste à ouvrir la cavité pour donner issue au pus.

Enanthème. — Eruption à la face interne des cavités naturelles : estomac, bouche, etc.

Encéphalite. — Inflammation de l'encéphale survenant principalement à la suite de blessure à la tête, ou spontanément chez les enfants. (Voir méningite).

Encéphalocèle. — Tumeur congénitale formée par la hernie d'une portion de l'encéphale hors de sa cavité. La tumeur est souvent volumineuse et munie d'un pédicule.

Traitement. — Protéger la tumeur par un appareil convenable.

Encéphaloïde. — Variété de cancer à développement rapide ; l'aspect de la masse cancéreuse rappelle celui de l'encéphale.

Enchondrome. — Tumeur formée par une production anormale de tissu cartilagineux.

Endémie. — Qui règne continuellement dans un pays. Une maladie endémique est celle qui s'est acclimatée dans une région : la fièvre jaune est endémique sur les côtes du golfe du Mexique, le choléra est endémique dans l'Inde, sur les bords du Gange.

Endocardite. — Inflammation aiguë ou chronique de la membrane séreuse qui tapisse la face interne du cœur. L'examen microscopique a révélé, dans un grand nombre de cas, la présence de microbes au milieu des foyers d'induration ; ce n'est donc pas une simple inflammation et il faut tenir compte du rôle joué par les parasites pathogènes.

Au point de vue du traitement, cette considération a une grande portée.

Endométrite. — Inflammation de la tunique interne de l'utérus (Voir métrite).

Enervement. — Simple état et non maladie : arrive à la suite de travail intellectuel, d'émotions vives répétées, de mouvements passionnels intenses, de préoccupations absorbantes, de veilles prolongées, de surmenage, de spermatorrhée involontaire ou provoquée.

Traitement. — Calmants, repos, sommeil.

Engelures. — Engorgement de la peau et du tissu cellulaire sous-cutané, d'un rouge violet, ordinairement indolent, quelquefois douloureux, sujet à s'ulcérer, produit par le froid prolongé qui affecte les parties du corps éloignées du centre de la circulation, les mains, les pieds, les oreilles, le bout du nez.

Traitement. — Les laver avec des liqueurs stimulantes, les panser avec l'onguent styrax.

Régime : habitation salubre, vêtements chauds et secs, exercice en plein air, médicaments amers, ferrugineux.

Engorgement. — Expression souvent employée comme synonyme de tumeur, tuméfaction, et qui vient de l'idée qu'on se formait de la cause de la tuméfaction.

On pensait en effet que la circulation des humeurs devenant impossible ou difficile dans un tissu par l'embarras des vaisseaux, ces humeurs s'y accumulaient et augmentaient le volume de la partie.

Engouement. — Etat de la hernie caractérisé par l'accumulation et la stagnation dans sa cavité de matières fécales ou de corps étrangers.

L'engouement s'observe surtout dans les hernies volumineuses des vieillards. La hernie devient plus volumineuse, douloureuse, pâteuse, il y a de la constipation.

Traitement. — Purgatif énergique.

Engourdissement. — Fourmillement dans une partie quelconque du corps, avec difficulté ou impossibilité de mouvoir cette partie.

Enrouement. — Altération de la voix qui devient sourde et voilée.

Entérocèle. — Hernie formée exclusivement par l'intestin.

Entéro-cistocèle. — Hernie formée à la fois par la vessie et une partie de l'intestin.

Entérite. — Inflammation des intestins. Elle se présente sous des formes variées, qui dépendent de son étendue en surface ou en profondeur.

Bornée à la membrane muqueuse, c'est la diarrhée ; aux fibres musculeuses de l'intestin, c'est la dysenterie.

(Voir ces mots).

Gastro-Entérite. — Inflammation de l'estomac et des intestins. Broussais ramenait un grand nombre d'affections à la gastro-entérite ; les médecins contemporains ont mis plus d'ordre, de clarté, de précision dans l'étude des maladies de l'estomac et des intestins.

Pour le traitement, voir le nom de chacune de ces affections.

Entérolithe. — Corps étrangers développés dans les intestins et recouverts d'une enveloppe calcaire.

Entéropiplocèle. — Hernie formée par l'intestin et l'épiploon.

Entérorrhagie.— Toute hémorrhagie s'effectuant à la surface de l'intestin, à la suite de blessures de l'intestin, ou d'altération du sang : fièvres éruptives, jaune, scorbut, ictère, etc.

Entérorrhée. — Augmentation des sécrétions intestinales provoquant généralement une diarrhée dite séreuse.

Entorse. — Foulure du pied.

Entozoaires. — Etres vivant dans le corps d'autres animaux : c'est ce qu'on appelle vulgairement les vers. Sans entrer ici dans une classification zoologique, nous dirons que tous ces animaux ne sont pas des vers.

Entropion. — Enroulement de la paupière en dedans. Les cils peuvent irriter l'œil.

Traitement. — Il peut y avoir une guérison complète à la suite d'une petite opération de nature spéciale.

Epanchement. — Accumulation d'un liquide dans une partie du corps qui n'est pas destinée à le contenir ; épanchement sanguin, épanchement séreux.

Ephélides. — (Taches de rousseur). Taches maculatures de la peau développées postérieurement à la naissance, sans inflammation antécédente ou concomitante de la peau.

Èphélide hépatique. — Taches hépatiques, altération de la peau, taches indolentes d'un jaune brun, développées sur la face, le cou, la poitrine et l'abdomen.

Les taches qui se manifestent chez les femmes peu de jours après la conception, disparaissent quelquefois à la fin du premier mois de la grossesse, mais on les a vu persister pendant toute la durée et même après l'accouchement.

Ephélide lentiforme ignéale. — Taches se développant sur la face interne des jambes et des cuisses des femmes qui ont l'habitude, durant les grands froids de l'hiver, de placer sous leurs pieds des vases de terre contenant de la braise ou des charbons ardents ; c'est en réalité une sorte de brûlure superficielle.

Ephélide lentiforme solaire. — C'est le hâle.

Traitement. — Badigeonnages limités à l'acide phénique pur.

Ephélide scorbutique. — Taches rouges ou brunes observées chez les prisonniers ou chez les personnes qui languissent dans des lieux humides et malsains. Le nom est mauvais, leur description se rattache au scorbut. (Voir scorbut, purpura simplex, purpura similis).

Epicanthus. — Pli de la peau qui, partant du coin de l'œil, s'avance au devant du globe oculaire.

On se borne à l'exciser.

Epididymite. — Inflammation d'un petit corps oblong qui est couché le long du bord supérieur du testicule, l'épididyme.

Epidémie. — Maladie se répandant sur un grand nombre de personnes à la fois. Maladie épidémique : une épidémie de grippe, de variole, règne en ce moment dans telle ville, ce qui veut dire que la grippe, la variole frappe en même temps beaucoup d'habitants de la même localité, région ou pays (Voir Epidémiologie).

Epidémiologie. — Etude des maladies régnant à la fois sur un grand nombre de personnes, sur une armée ; cette science est indispensable aux médecins militaires.

Quelquefois une épidémie borne ses ravages à une ville, à un bourg; d'autres fois elle s'étend sur plusieurs royaumes ou états.

C'est ainsi que la maladie catarrhale connue sous le nom d'influenza parcourut toute l'Europe, frappa la Russie, la Pologne, la Prusse, l'Allemagne, la France et vint se terminer en Italie, ne durant que quelques semaines dans chaque pays.

Ce transport s'effectue de l'est à l'ouest, comme nous en avons encore été témoins l'année dernière, dans le sens des migrations des peuples.

Traitement général ou plutôt prophylaxie générale pour empêcher le mode de propagation : application stricte et rigoureuse des mesures sanitaires édictées dans les conventions internationales. — Au point de vue militaire, faire lever les camps.

La connaissance des lieux où des maladies règnent à l'état endémique (voir endémie), la connaissance géologique des lieux de campement sont indispensables à connaître ainsi que la marche des vents et les conditions climatériques.

Il y a aussi une hygiène individuelle.

Purification de l'air, renouvellement de l'air.

Proscrire les longs rideaux qui entourent les lits, détruire les miasmes en brûlant les ordures, les détritus, lavages désinfectants à l'acide phénique, au sublimé corrosif, au sulfate de zinc, très grande propreté. Relever le moral, alimentation tonique et stimulante, vins, café, éviter les excès de toutes sortes et les fatigues exagérées.

Epilepsie. — Maladie caractérisée par la perte des sens, un état convulsif, de l'écume à la bouche.

Isoler le malade et attendre que l'accès soit passé.

Epiplocèle. — Hernie formée par une partie du péritoine qui enveloppe les intestins. l'épiploon.

Epiploïte. — Inflammation de la partie du péritoine nommée épiploon ; c'est une péritonite partielle.

Epispadias. — Malformation congénitale dans laquelle le méat urinaire s'ouvre sur le gland au lieu d'être à son extrémité.

Epistaxis. — Saignement de nez dû à bien des causes différentes.

Epithelioma. — Forme du cancer caractérisé par une dégénérescence des cellules épithéliales

Epreintes. — Sentiment de pesanteur, de pression au-dessus de l'anus, avec besoin impérieux d'aller à la garde-robe. C'est un symptôme observé dans la dysentérie, les hémorrhoïdes, etc.

Epulis. — Tumeur de nature souvent cancéreuse qui, née sur le rebord alvéolaire de la mâchoire, tend à gagner les parties voisines.

Equin (pied). — Difformité du pied dans laquelle le pied a une disposition semblable à celle du sabot du cheval ; le pied, alors, ne s'appuie que sur la pointe.

Erethisme. — Sentiment d'agacement, d'irritation, local ou général.

Erosion. — Action ou effet d'une substance corrosive ou envahissement, destruction des tissus sains par des tissus morbides.

Erosions de la peau des fesses, du ventre, des cuisses chez les enfants.

Les urines, les matières fécales produisent souvent chez les jeunes enfants des érosions de la peau des fesses et des parties génitales.

Traitemement. — Soins de propreté, lotions émollientes,

décoction de mauve, de guimauve, de bouillon blanc, on saupoudrera avec de la poudre d'amidon et non pas d'iris, ou de la poudre de lycopode, ou même de vieux bois.

Erotomanie. — Affection dans laquelle les malades épris d'une passion amoureuse s'occupent exclusivement et continuellement avec l'intérêt le plus tendre de l'objet de leurs affections et de leurs pensées ; ils ont des visions amoureuses.

Quelques auteurs confondent l'érotomanie avec l'hyperesthésie des sens génésiques.

Eroto-nécromanie. — Forme très rare d'aliénation mentale : une femme tombe amoureuse d'un mort.

Eructation. — Renvoi de matières gazeuses contenues dans l'estomac, renvoi qui s'accompagne d'un bruit spécial désigné sous le nom de rot.

Eruption. — Deuxième période dans les maladies dites éruptives, période caractérisée par des modifications locales de la peau ; apparition de boutons, taches, plaques rouges, etc.

Eruptives. — Affections dans lesquelles la peau est le siège de boutons ou de taches.

Erythémie. — Rougeur anormale, plus ou moins étendue de la peau.

Traitement. — Cataplasme de fécule, bains adoucissants.

Erysipèle. — Inflammation de la peau caractérisée par un rouge vif et une chaleur âcre.

Traitement. — Lotions avec sublimé au $\frac{1}{1000}$ purgatif léger, quinine, alcool.

Erythème. — Rougeur anormale, plus ou moins étendue de la peau.

Eschare. — Partie mortifiée survenant à la suite de gangrène.

Esprits animaux. — Mot employé par les anciens médecins. Ils croyaient qu'il se sépare du sang porté au cerveau et dans la moelle un fluide très subtil et extrêmement mobile. Ceflui de passait du cerveau dans la moelle, et de là dans les nerfs.

La physiologie moderne a renversé tout ce fatras, et commence à y voir un peu plus clair.

Esquille. — Petite portion osseuse qui se sépare d'un os brisé ou malade.

Esquinancie. — Angine, inflammation de la gorge.

Etablissement insalubre. — Etablissement nuisible à la santé publique par les odeurs, vapeurs, fumée qu'ils produisent, les eaux qu'ils rejettent, etc. : abattoirs, fabriques d'acides, de caoutchouc, blanchisseries, etc.

Etiologie. — Etude des causes des maladies.

Etisie ou **Hectisie.** — Etat de maigreur, de faiblesse, caractérisant la période finale des maladies chroniques.

Etourdissement. — (Voir vertige).

Etranglement. — Etat de la hernie dite étranglée, lorsqu'une obstruction y arrête le cours du sang et des matières.

Traitement. — Réduire la hernie, ou en faire l'opération.

Evanouissement. — (Voir syncope).

Eventration. — Hernie volumineuse, succédant souvent à des ouvertures de la paroi abdominale, et résultant du relâchement de cette paroi en avant.

Evulsion. — Action d'arracher, synonyme d'extraction.

Excoriation. — Ecorchure, plaie superficielle, n'intéressant que la peau.

Exanthème. — Affection de la peau. — Ce mot n'a pas de sens précis.

Le lichen, la lèpre, les éruptions de la variole,les taches de la rougeole, de la scarlatine, l'urticaire, etc., par certains auteurs ont été appelés exanthèmes, mot vague et sans aucune précision.

Excipient. — On désigne sous ce nom les substances qui, dans une formule médicale, sont destinées à dissoudre ou à incorporer certains médicaments.

Les excipients liquides portent généralement le nom de véhicules.

Excitabilité. — Propriété propre à l'organisme, par laquelle les tissus entrent en action sous l'influence de certains agents extérieurs ou intérieurs, qu'on a appelés excitants, irritants. Brown l'a désigné sous le nom d'irritabilité ; Glisson, avant lui, l'avait indiqué sous le nom d'excitabilité.

Exemption militaire. — Loi du 27 février 1877. Circulaire du 17 mars 1890.

Inaptitude physique au service militaire.

La perte d'un seul testicule ne suffit plus pour légitimer l'exemption.

Cas d'exemption. — Les varices au 2e degré, perte ou luxation du pouce ou d'un de ses phalanges.

Perte de l'indicateur droit ou de 2 phalanges avec ankylose ou extension forcée.

Perte de 2 doigts ou de 2 phalanges de doigts.

Perte simultanée de 3 phalanges intéressant l'index et le médium.

Perte simultanée d'une phalange, de l'index, du médium et de l'annulaire; les orteils surnuméraires ne donnent l'exemption que s'il en existe plus d'un à chaque pied ou si l'orteil gêne le port des chaussures.

Vue. — L'hypermétropie et l'astigmatisme.

Maladies nerveuses.—Epilepsie, chorée, tétanie, goitre exophtalmique. — *Oreilles.* — Perforation. Ozène. — *Bouche.* — Bégaiements, mutisme, laryngite chronique.

Hernies, maladies du rachis.

Exomphalie. — Hernie ayant son siège à l'ombilic les hernies exomphales formées par l'épiploon se nomment épiplomphales; formées par l'intestin entéromphales et l'épiploon entero-épiplomphales.

Exophtalmie. — Sortie de l'œil en dehors de sa cavité par suite de blessure, d'abcès; c'est un symptôme aussi d'une maladie, appelée maladie de Basedow, goitre exophtalmique.

Exostose. — Tumeur formée par une production anormale et circonscrite du tissu osseux soit à la surface, soit à l'intérieur d'un os.

Exsangue. — Privé de sang.

Extase. — Etat dans lequel l'individu qui, absorbé par une idée, par une seule, ne vit plus dans le monde extérieur, sa physionomie a un aspect tout particulier de ravissement.

Dans l'extase, la sensibilité de la peau et des viscères, les sens eux-mêmes, sont souvent complètement abolis.

Les hallucinations les plus variées se produisent et les extatiques les racontent avec tant d'énergie et de conviction qu'il est impossible de mettre en doute leurs sensations.

Chez les convulsionnaires, l'extase fut suivie très souvent

de crises hystériques ou épileptiques, qui se communiquèrent à des foules tout entières.

Exstrophie. — Mot employé surtout pour désigner un déplacement de la vessie, qui est renversée à l'extérieur. On voit quelquefois l'urine sourdre goutte à goutte par les orifices béants des uretères.

F

Falsification des Vins. — Nous ne parlerons pas ici des procédés de laboratoire nécessitant toujours des manipulations chimiques.

Moyens faciles de reconnaître les vins falsifiés. — Trempez de la soie en brin dans la liqueur, si la soie se colore en rouge, le vin contient de la fuchsine ; en violet, du violet d'aniline ; en bleu, de la méthyline.

Ce procédé repose sur la propriété de la soie en brin de se colorer sans aucun mordant.

Falsification du Beurre. — Le beurre falsifié peut être la cause d'un grand nombre d'indispositions.

Moyens de reconnaître si le beurre a été falsifié.— Nous ne parlons pas de la *Margarine* (voir *Margarine*).

Mettez de l'alcool pur dans un verre, ajoutez quelques grammes du beurre soupçonné, remuez avec un agitateur, décantez l'alcool, faites évaporer sur une lampe à alcool, le beurre pur reste blanc : coloré avec du roucou, il se forme au fond du vase un résidu rouge-brun qui devient bleu si l'on ajoute quelques gouttes d'acide sulfurique.

Dans le cas de coloration par le curcuma, présence d'un résidu rose devenant brun par quelques gouttes d'acide chlorhydrique, brun foncé par une dissolution de potasse ou de soude.

Le safran donne avec quelques gouttes de sous-acétate de plomb un précipité orange.

La carotte donne une coloration verte par une dissolution d'ammoniaque.

Ces matières colorantes sont employées par les falsificateurs pour donner à la margarine la teinte jaune du beurre.

Les substances nitrées, amylacées si souvent usitées, nécessiteraient des réactions chimiques trop compliquées pour ne pas être faites dans un laboratoire.

Vaseline. — Quoique la vaseline soit en réalité d'un prix plus élevé que le beurre, cependant certains pâtissiers l'emploient. La vaseline ne rancissant pas, leurs gâteaux et leurs pâtés peuvent se garder plus longtemps ; mais alors ils deviennent indigérables et causent des troubles digestifs.

Faradisation. — Mode de traitement des maladies par l'électricité, en employant les courants fournis par les appareils d'induction.

Farcin. — Maladie infectieuse, commune chez les solipèdes (cheval, âne, mulet), et transmissible des animaux à l'homme, et réciproquement, et de l'homme à l'homme. Le farcin se rapproche de la morve, mais est moins grave, et prend plus facilement la forme chronique.

Le farcin a pour symptômes des angioleucites, des ulcères chroniques, des abcès, quelquefois des symptômes généraux : fièvre, diarrhée, amaigrissement, hecticité amenant la mort.

Traitement prophylactique. — Isoler, abattre et enterrer profondément les chevaux atteints du farcin, et cautériser toute écorchure suspecte au fer rouge.

Fausse couche. — Accouchement avant terme.

(Voir *Avortement*).

Faux croup.—Laryngite striduleuse. La laryngite simple prend, chez l'enfant très jeune des caractères particuliers. Il se produit souvent des accès d'étouffement avec toux aboyante ; ces accès se déclarent pendant la nuit ; l'enfant se réveille en étouffant ; l'accès passé, l'enfant se rendort. Ces accès ne se produisent pas le jour, la voix ne s'éteint pas comme dans le croup. La santé générale reste bonne ; dans la journée la toux est grasse.

Traitement pendant l'accès.— Éponge imbibée d'eau très

chaude sur le larynx, faire garder la chambre à l'enfant et le soigner comme pour un rhume ordinaire.

Favus ou Teigne faveuse. — Variété de teigne déterminée par la formation à la base des poils d'un champignon l'Achorion Schonleinii ; le favus atteint surtout les enfants lymphatiques et scrofuleux ; la contagion par le peigne, vêtements, etc., est la seule cause du favus. La croûte favique a la forme d'un godet et siège habituellement au cuir chevelu : quelquefois les godets sont indépendants ; mais, la plupart du temps, ils se réunissent et forment des plaques d'un jaune fauve, exhalant une odeur fétide ; les cheveux se décolorent et tombent. Le favus est compatible avec une santé parfaite.

Traitement. — Épilation, par partie, des plaques, épilation suivie de lotion avec la teinture d'iode et d'application de pommade au turbith minéral, 1 gramme pour 20 grammes d'axonge.

Fébrifuges. — Médicaments qui combattent les fièvres intermittentes, le sulfate de quinine par exemple.

Fœtus. — Nom que prend le produit d'une conception vers le deuxième mois de la grossesse.

Fièvres. — Nom qu'on donnait autrefois à certaines maladies, parce qu'on les croyait primitives, tandis que, on l'a reconnu aujourd'hui, elles sont toujours secondaires.

Fièvre cérébrale.— Voir *Fièvre typhoïde*.

Fièvre jaune. — Vomito-négro, maladie infectieuse microbienne, endémique sur le littoral du golfe du Mexique, aux Antilles, au Brésil, et pouvant sévir épidémiquement sur les deux hémisphères : épidémie de Gibraltar, de Lisbonne, de Saint-Nazaire ; une seconde atteinte confère l'immunité. La fièvre jaune débute au milieu de la nuit par un fort frisson, une douleur vive à la colonne vertébrale (coup de barre), puis apparaissent l'ictère et les vomissements de sang noir.

Traitement. — Huile de ricin mélangée au jus de citron, boisson vineuse, etc.

Fièvre aphteuse des animaux.—La fièvre aphteuse est caractérisée par une éruption de vésicules qui ont leur siège sur diverses parties du corps, notamment dans la bouche et aux pieds.

Elle est appelée vulgairement cocotte ; c'est une épizootie ne sévissant pas uniquement sur l'espèce bovine, elle peut se transmettre au mouton, au porc et à l'homme. La viande ou le lait des animaux atteints de cette affection peuvent-ils être consommés sans inconvénient? oui, selon les uns, non selon les autres, aussi croyons-nous qu'il est plus prudent de s'en abstenir.

Fièvre pernicieuse. — Fièvre intermitente dont les accès entraînent souvent la mort.

Fièvre typhoïde. — Aucune maladie n'a reçu plus de noms.

Fièvre pestilentielle, maligne, putride, muqueuse, ataxique, adynamique, gastro-entérite, fièvre entéro-mésentérique, dothiénentérie, iléo-typhilite, entérite folliculeuse, entéro-mésentérite-typhoïde, entérite septicémique.

Il a deux formes principales :

Intestinale-cérébrale avec stupeur ou délire : c'est ce qu'on appelle fièvre cérébrale.

La maladie est un empoisonnement du sang, caractérisée anatomiquement par l'inflammation des glandes de Peyer, des follicules intestinaux et des ganglions mésentériques.

Fièvre typhoïde.— *Traitement.*— Les diverses formes de traitement conseillées par les auteurs peuvent se réduire à : méthodes antiphlogistique, évacuante ; médication tonique et stimulante ; méthode dite spécifique, expectante, rationnelle ou des indications.

Régime.— Ne point manger d'aliments solides pendant la convalescence , les membranes ulcérées pourraient se déchirer.

Depuis Louis, tous les médecins ont considéré la fièvre typhoïde comme intimement liée à des lésions ulcéreuses, des follicules clos et des glandes de Peyer, de l'intestin, d'où son nom dothiénentérie. Certains écrivains, depuis quelques jours, admettent qu'elle peut exister sans lésions intestinales ; cette idée est venue depuis l'acquisition des connaissances récentes sur la nature de l'infection typhique.

Deux médecins militaires ont observé des cas de cette maladie infectieuse où à l'autopsie on n'a point rencontré de lésions intestinales, mais où l'on a trouvé deux microbes : c bacille typhique et le streptocoque.

Nous aurions encore à discuter la question de savoir si la fièvre intermittente peut se transformer en fièvre typhoïde; mais les faibles dimensions de ce dictionnaire, qui doit être surtout pratique, ne nous permettent pas d'étudier ce sujet encore un peu obscur aujourd'hui.

Fièvre des bois. — Maladie très commune au Tonkin et qui a beaucoup sévi dans notre corps expéditionnaire. Sorte de fièvre paludéenne intermittente.

Fièvre des foins (*Hay fever* des Anglais). — Se rapproche du coryza mais présente, en même temps, des phénomènes nerveux.

Fibrome. — Tumeur formée par du tissu fibreux, lobulée, à volume variable, qui se rencontre dans tous les tissus : peau, tissu cellulaire, périoste : ces tumeurs sont de nature bénigne. Les fibromes utérins causent des hémor rhagies.

Traitement. — Extirpation par différents procédés ou destruction par l'électricité.

Filaire de Médine. — Ver arrondi de la grosseur d'une plume de corbeau, dont la longueur est de 50 cent. à 4 mètres et plus. La femelle est seule connue ; elle s'introduit sous la peau, principalement des membres inférieurs, y séjourne, y grandit, et cause un prurit incommode, parfois une tumeur qui devient pustuleuse. On ouvre cette tumeur, on saisit la tête, et on extrait le ver en l'enroulant comme un fil.

Fistule. — Conduit morbide souvent étroit et tortueux, laissant couler soit du pus, soit des liquides normaux déviés de leur voie naturelle: fistule stomacale, de l'anus, etc.

Flagellation. — Mode de traitement fort employé autrefois. On y revient. Les flagellations d'orties sont employées contre le rhumatisme.

Flueurs.— Fleurs blanches. (Voir *Leucorrhée*).

Fluxion.— Afflux d'humeur dans les organes.

Fluxion de poitrine (voir *Pneumonie*).

Folie.—(Voir *Aliénation mentale*).

Fongosité, fongus.-- Tumeur ayant un aspect bosselé, rappelant la disposition des champignons.

Fontanelle. — Les os de la tête ne sont pas chez l'enfant complètement réunis par des sutures osseuses ; ils laissent entre eux des espaces où la matière osseuse manque. Ces espaces sont les fontanelles. On en distingue normalement deux à la tête, l'une antérieure losangique, entre le front et les pariétaux ; l'autre postérieure, triangulaire, entre les deux pariétaux et l'occipital. Ces fontanelles servent à reconnaître la présentation de la tête dans l'accouchement.

Formication. — Douleur qui semble causée par des fourmis qui s'agiteraient dans la partie douloureuse.

Fracture. — Solution de continuité des os ou des cartilages produite par une violence quelconque.

Frénésie.—*Délire fiévreux*. —Dans l'ancienne médecine avait un sens plus restreint et mieux défini ; c'était une fièvre particulière. (Voir *Causus*.)

Fringale. — Besoin irrésistible de manger.

Frisson. — Le frisson est un frémissement pouvant aller jusqu'au tremblement, accompagné d'une sensation de froid plus ou moins forte.

Fuligineux (*enduits*). — Accumulation de mucus, formant une masse noire, sèche, fendillée, recouvrant la langue, les lèvres, les dents, dans les fièvres éruptives, typhoïdes, etc.

Fumigation. — Réduction d'une substance en vapeur, que l'on dirige sur une partie du corps pour y déterminer un effet thérapeutique quelconque.

Furoncle. — Petite inflammation de la peau qui se termine par la sortie d'une agglomération du tissu cellulaire nommé bourbillon.

Fusée purulente. — Cours irrégulier du pus.

G

Galactocèle. — Engorgement partiel du sein par obstruction des canaux qui conduisent le lait au mamelon.

Causes. — Le froid, le corset trop serré.

Traitement. — Cataplasme et bon corsage ne comprimant pas les glandes mammaires.

Galactopoétique. — Se dit des substances qui augmentent la quantité de lait.

Galactophorite. — Inflammation des conduits galactophores, vaisseaux qui portent le lait de la glande mammaire au mamelon.

Galactophtisie. — Déperdition d'une trop grande quantité de lait chez les nourrices.

Galactoposie. — Traitement des maladies par l'emploi du lait. (*Voir* régime lacté).

Galactorrhée.— Ecoulement de lait. Ce mot a trois sens.

Ecoulement surabondant chez la femme qui allaite. Ecoulement chez une femme qui n'allaite pas

Ecoulement de lait, chez l'homme. Flux laiteux. Cette trop grande abondance de lait résulte souvent d'une alimentation trop aqueuse.

Traitement. — Régime alimentaire plus sec et plus tonique.

Galacturie. — Ecoulement d'urine ayant l'apparence du lait.

Gale. — Maladie contagieuse, affection cutanée caractérisée par des petites vésicules et des sillons rouges sous la peau, par de grandes démangeaisons et par la présence d'un insecte nommé acare ou acarus.

Traitement. — Frictions pour tuer l'insecte, désinfection des vêtements.

Galénique (Pharmacie). — La pharmacie galénique n'est point la pharmacie de Galien comme plusieurs auteurs l'ont écrit.

Galénique veut dire doux, en grec ; c'est la pharmacie où l'on traite de la préparation des sirops, des tisanes, etc., et par extension là ou il y a manipulation de ces substances. Par opposition à pharmacie chimique où l'on n'emploie que des corps, que le pharmacien achète sans les combiner, les mélanger, les joindre à d'autres dans une potion.

Galénisme. — (Galénique) La doctrine de Galien subordonne la santé et la maladie à l'action des quatre humeurs qui sont ou en excès ou en défaut. Sang, bile, flegme et atrabile. Pharmacie galénique. (*Voir* pharmacie).

Galvanique (courant). — Courant produit par une pile dans un corps conducteur constituant un circuit fermé. Il est continu lorsqu'on forme un circuit fermé en reliant métalliquement les deux pôles d'une pile, on l'appelle aussi *courant voltaïque*.

Galvano-puncture ou électro-puncture. — Consiste à implanter dans les tissus vivants, comme moyen thérapeutique, des aiguilles de métal par lesquelles on fait passer un courant électrique. (*Voir* électrolyse). Elle est employée dans certaines affections nerveuses : dans l'hydrocèle, les kystes de l'ovaire, les tumeurs fibreuses de l'utérus, les varices, les varicocèles, l'étranglement herniaire, la grossesse extra-utérine pour tuer le fœtus.

Gangrène. — Destruction complète de la vie dans une partie du corps.

Causes. — Blessures, brûlures, absorption de poisons lents, contusions. Elle peut survenir *spontanément* aussi par suite d'une embolie, d'une artérite, de l'ossification des artères.

Garance (racine de). — Employée avec succès par Hippocrate, Galien, Dioscoride, contre les rétentions d'urine, la dysentérie, l'épilepsie, la coxalgie, la sciatique, les flueurs blanches, la cachexie ; par les modernes dans le rachitisme ; par Sydenham dans l'ictère ; par Raspail dans les affections osseuses de nature scrofuleuse.

Bazin a essayé sans beaucoup de succès la teinture de garance contre la scrofule secondaire.

Gastralgie. — Névralgie de l'estomac sans lésion de ce viscère.

Causes. — Chlorose, anémie, rhumatisme, goutte,phtisie, dyspepsie.

Traitement. — Varie selon la cause. Appliquer sur la région des linges très chauds, vésicatoires.

Gastrite. — Inflammation de l'estomac, maladie assez rare qui est confondue avec l'embarras gastrique lequel est l'inflammation catarrhale de la muqueuse de l'estomac maladie des plus communes.

Causes. — Les poisons, typhus, variole, alcoolisme.

Traitement. — Régime lacté, lavements nutritifs, repas légers.

Gastre. — Mot entrant dans la composition d'un grand nombre de mots, gaster ou gastre veut dire estomac et par extension, ventre.

Gastro-entérite. — Inflammation de l'estomac et de l'intestin. (*Voir* gastrite).

Gastrorrhagie. — Hémorrhagie venant de l'estomac, suivie d'une altération grave de ce viscère.

Gâteux. — Décadence morale et physique de l'individu, dernier stade des maladies mentales; paralysie générale, ataxie, défécation inconsciente, etc.

Genepi. — Armoise, tonique sudorifique, plante des Alpes, deux espèces.

Artemisia spicata. — Genepi noir. Artemisia mutellina.— Genepi blanc.

Genevrier. — Une espèce de cèdre piquant, le *juniperus oxycedrus* de la famille des conifères cuprissinées fournit, par la distillation, une huile employée contre les maladies de la peau, contre le psoriasis, le lichen, les états anciens de l'eczéma. Cette huile porte le nom d'huile de Cade.

Les gouttes de Harlem sont de l'huile de Cade mélangée à l'huile pyrogène du gaïac.

Gerçure. — Petite fente peu profonde du derme et de l'épiderme. Les gerçures du mamelon sont particulièrement fréquentes et douloureuses.

Traitement. — Laver au vin aromatique, onction avec de la vasiline boriquée.

Gestation. — Etat de la femme de la conception à l'accouchement.

Gibbosité. — Déviation de la colonne vertébrale. (*Voir* scoliose, cyphose.)

Gingivite. — Inflammation des gencives dans le cours de la dentition chez les enfants ou par suite de maladies diverses chez les adultes.

Traitement. — Bains de bouche à l'aide des tisanes émollientes,gargarismes à l'alun.

Glaucome. — Maladie du corps vitré de l'œil qui trouble la transparence, obscurcit la vision et donne à la pupille une coloration vert de mer.

Traitement. — Le seul efficace est l'opération dite : « iridectomie » : elle donne d'excellents résultats, surtout au début du mal.

Glossite. — Inflammation de la langue, qui se manifeste par une sensation de brûlures, la fétidité de l'haleine et la la sécrétion salivaire augmentée.

Traitement. — Gargarisme avec de l'eau de quinine et pastilles de chlorate de potasse.

Glycosurie. — Apparition du sucre dans les urines par la formation exagérée de sucre dans l'organisme qui se remarque dans le diabète dit sucré d'une façon permanente et d'une façon intermittente dans certaines altérations du foie, les fièvres paludéennes des lésions du cerveau, etc.

Goître exophthalmique. — Maladie du grand sympathique qui est caractérisée par des palpitations cardiaques, de l'exophthalmie et une hypertrophie du corps thyroïde.

Causes. — Paralysie de la portion cervicale du grand sympathique.

Traitement.— Electrisation, régime tonique,hydrothérapie.

Goitre. — Hypertrophie des tissus et des ganglions lymphatiques du cou.

Causes — Les grands efforts de la voix et des muscles

thoraciques aussi bien que le séjour dans des localités humides et froides, altération de l'eau par des sels.

Traitement. — Régime tonique, dans les cas rebelles, surtout lorsqu'il s'agit d'un lymphatisme excessif.

Gonorrhée. — (*Voir* Blennorrhagie).

Gourme. — Impétigo, croûtes laiteuses, maladie commune chez les enfants scrufuleux, et caractérisée par la formation de croûtes au cuir chevelu, à la face et même sur le corps. La gourme peut se communiquer d'un enfant à un autre.

Traitement. — Faire tomber les croûtes au moyen de cataplasmes, et appliquer sur la partie affectée la pommade suivante ;

Vasiline, 15 grammes. — Acide borique, 4 grammes.

Goutte. — Maladie caractérisée par la présence d'acide urique et d'urate de soude, en excès dans le sang, par le gonflement des orteils et des petites articulations.

Causes. — Hérédité, boissons alcooliques, nourriture trop abondante.

Traitement. — Transpiration cutanée, purgatifs.

Goutte sereine ou amaurose. — Perte plus ou moins complète de la vue sans lésion apparente de l'œil.

Gravelle. — Formation dans les reins de petites concrétions urinaires que les malades rendent par le canal de l'urèthre.

Causes. — Régime alimentaire trop échauffant, goutte, rhumatisme aigu.

Traitement. — Eau de Vichy, boissons rafraîchissantes, régime lacté.

Grenouille (rana viridis). — La chair mangée pendant la saison des chaleurs peut produire sur les voies urinaires une irritation des plus vives et portée jusqu'à déterminer des uréthrites d'une durée de plusieurs jours ou de grandes difficultés d'uriner.

Grenouillette. — Petite tumeur visqueuse sur la langue.

Grippe. — (*Voir* Influenza.)

Grossesse. — Etat de la femme enceinte. (*Voir* gestation).

Gynécologie. — Partie de la médecine qui s'occupe

spécialement des maladies sexuelles de la femme.

Gymnastique. — La Gymnastique est la partie de l'hygiène qui traite de l'ensemble des exercices qui ont pour objet de régler les mouvements du corps et de développer certains muscles pour mieux assurer le développement et le fonctionnement des organes.

H

Hallucination. — Trouble de la perception. On a la sensation d'un objet extérieur, alors qu'il n'existe, à portée des sens, aucun objet extérieur propre à produire cette sensation. Il y a des hallucinations de tous les sens : vue, ouïe, toucher, etc.

Hamamelis. — Genre de plantes dicotylédonées de la famille des saxifragées, tribu des hamamelidées.

L'hamamelis virginica, arbuste originaire de l'Amérique, a son écorce employée comme astringent pour décongestionner.

Comme diurétique, il agit par action reflexe sur les vasomoteurs et vasoconstricteurs : le sang rentre dans la circulation générale, s'exagère en apportant plus rapidement et en grande quantité aux reins, la secrétion urinaire.

Helminthe. — (Voir vers intestinaux).

Hématémèse. — Vomissement de sang venant de l'estomac.

Hématies. — Globules rouges du sang, aplatis et en forme de disque chez l'homme, variant de forme et de volume chez les différentes espèces animales.

Hématocèle. — Epanchement de sang dans la tunique vaginale des bourses : la tumeur est opaque, lourde, sa formation est souvent rapide.

Traitement. — Ponction de la tumeur, évacuation du sang et injection de teinture d'iode.

Hématome. — Tumeurs sanguines causées par des contusions, des varices, etc. Les hématomes de la tête des nouveaux-nés à la suite d'accouchements laborieux se nomment céphalématomes.

Hématozoaire. — Parasites vivant dans le sang. Douve hématobie, etc.

Hématurie. — Pissement de sang pur ou mêlé d'urine.

Traitement. — Repos absolu, quarts de lavements froids.

Héméralopie. — Maladie de la vue, avec dilatation de la pupille; le malade cesse de percevoir les objets, sitôt que le jour baisse. Cette maladie est assez fréquente, parmi les marins, elle s'accompagne souvent de nostalgie.

Hémichorée. — Mouvements convulsifs se produisant seulement dans un côté du corps.

Hémiopie. — Affaiblissement de la vue. Le malade ne perçoit plus qu'une partie plus ou moins considérable des objets qu'il regarde. L'hémiopie est due à une paralysie partielle de la rétine, ou à une opacité partielle du cristallin.

Hémiplégie. — Paralysie affectant une moitié du corps.

Hémophilie. — Disposition spéciale aux hémorrhagies qui, chez certains individus, surviennent à tout propos sans cause ou sous une influence insignifiante, et compromettent la vie par leur abondance.

Hémoptysie. — Crachement de sang provenant d'une hémorrhagie de l'appareil respiratoire, ou d'un organe voisin, dont le sang a fait irruption dans les bronches.

Traitement. — Repos absolu, ipéca 10 centigrammes tous les quarts d'heure jusqu'à amélioration, boissons glacées et alcooliques.

Hémorrhagie. — Sortie du sang en quantité abondante hors des vaisseaux qui le renferment. Les hémorrhagies prennent différents noms, suivant la région où elles se produisent : hémorrhagie nasale, épistaxis, etc.

Hémorrhoïdes. — Dilatation anormale des veines du rectum, formant des tumeurs ayant leur siège dans le rectum (hémorrhoïdes internes), ou à la marge de l'anus (hémorrhoïdes externes). Ces veines devenues variqueuses se déchirent souvent, et donnent lieu à un écoulement de sang par l'anus (flux hémorrhoïdal).

Hépatite. — Inflammation du foie, avec douleur vive dans la région, fièvre, coloration de l'urine en jaune, souvent ictère, et déjections bilieuses.

L'hépatite peut devenir chronique.

Hernie. — Tumeur formée par la sortie d'un viscère : intestins, vessie, etc. hors de la cavité qui le renferme normalement.

Herpès. — Eruption vésiculeuse caractérisée par des élevures transparentes, rassemblées en groupe et formant des plaques séparées par des intervalles de peau saine.

Traitement. — Lotions d'eau blanche, onction avec pommades à l'oxyde de zinc, ou précipité blanc, etc.

Herpétisme. — Maladie constitutionnelle caractérisée par l'apparition sur la peau et les muqueuses de vésicules d'herpès.

L'herpétisme a été rapproché de l'arthritisme.

Homéopathie. — Méthode thérapeutique imaginée par Hahnemann, consistant à combattre la maladie par des substances produisant, chez l'homme sain, la maladie qu'on veut guérir.

L'axiome des partisans de cette doctrine est : similia similibus curantur.

Les semblables sont guéris par les semblables.

Hoquet. — Soulèvement saccadé de la paroi abdominale, produite par une convulsion du diaphragme, fréquente chez les sujets nerveux, dans les dyspepsies, la péritonite, etc.

Horse-pox. — Affection pustuleuse du cheval, analogue au cow-pox de la vache. (Voir vaccine).

Hybride. — Qui provient de deux espèces différentes. Dans un cas moins précis, qui n'est point pur, mélangé à d'autres choses.

Hydarthrose. — Accumulation de liquide dans les jointures. L'articulation est déformée, gonflée, bosselée, fluctuante.

Traitement. — Badigeonnages à la teinture d'iode, piqûres de feu, compression de l'articulation.

Hydatiques (Kystes) — Kystes d'origine parasitaire (voir échinocoque) se rencontrant assez fréquemment au foie, où ils forment une tumeur souple, élastique, presque fluctuante, ne causant pas d'abord de troubles dans la santé, mais quand ils grossissent, par compression ils peuvent produire des troubles digesiifs, de l'ascite, des oppressions, etc.

Traitement. — Ponction capillaire ou large ouverture du kyste.

Hydrargxrisme. — Intoxication produite par le mercure et se traduisant par certains phénomènes : inappétence, insomnie, pâleur, palpitation, stomatite, tremblement, paralysie, etc.

Hydrémie. — Diminution du nombre des globules rouges dans le sang, qui prend une couleur moins rouge et un aspect aqueux.

Hydrocèle. — Accumulation de sérosités dans la tunique vaginale des bourses. On distingue l'hydrocèle simple, la cavité vaginale est distendue par un liquide citrin, sans que le testicule ni la séreuse soient altérées; les hydrocèles symptomatiques des maladies du testicule : orchites, syphilis, tubercules du testicule.

L'hydrocèle forme une tumeur transparente, non douloureuse. le scrotum présente dans une de ses moitiés une humeur pyramidale lisse, dont le volume reste toujours le même.

Traitement. — Ponction de la tumeur, évacuation du liquide et injection de teinture d'iode.

Hydrocéphalie. — Vice de conformation du crâne consistant en une accumulation anormale de liquide séreux dans la cavité crânienne.

La tête de l'hydrocéphale est grosse, le front est gigantesque, la face petite et ridée, les yeux éteints, souvent il y a cécité, l'enfant est maussade et idiot.

L'hydrocéphalie est souvent congénitale. le volume de la tête rend alors l'accouchement difficile, ou paraît dans les premières années. Les hydrocéphales atteignent rarement l'âge adulte.

Hydromètre. — Epanchement de liquide séreux dans la cavité de l'utérus.

Hydrophobie. — (Voir rage).

Hydropisie. — Accumulation de sérosité dans le tissu cellulaire ou dans les cavités naturelles. L'hydropisie du tissu cellulaire s'appelle œdème; du péritoine s'appelle ascite; des ventricules cérébraux, hydrocéphalie; de la plèvre, hydrothorax ; d'une articulation, hydarthrose.

Hydrorachis (spina bifida). — Vice de conformation de la colonne vertébrale, consistant en une division de la colonne vértébrale, qui livre passage aux méninges distendues par le liquide céphalo-rachidien.

L'hydrorachis se présente sous l'aspect d'une tumeur transparente, siégeant sur la colonne vertébrale. La peau qui la recouvre est mince, tendue, parfois déchirée, et, forme alors un bourrelet autour du pédicule de la tumeur.

Traitement. — Protéger la tumeur par un moule en gutta-percha.

Hydrothérapie. — Traitement par des lavages, des ablutions, des douches d'eau froide.

Pratique. — Maillot humide, emmaillotement d'un drap mouillé et tordu; la personne étant encore au lit, on la couvre de plusieurs couvertures jusqu'au réchauffement complet.

Maillot sec. On enveloppe le malade de plusieurs couvertures de laine et on le fait passer ensuite sous l'eau froide.

Friction de drap mouillé, à la sortie du lit. Friction de drap mouillé pendant 2 à 3 minutes, puis friction avec un drap très sec et très rude.

Douches. On les donne sous toutes les formes; la douche est une colonne d'eau tombant sur le patient, elle peut arriver perpendiculairement, horizontalement, obliquement. Elle peut être ascendante ou descendante, arriver en masse ou en petits jets, en nappe.

Bains de vapeur. Après une transpiration, une sudation comme disent les baigneurs. On passe sous des douches d'eau froide, on se sèche, ou bien encore on se couche dans un lit bien couvert, la transpiration *revient*.

Hydrothorax. — Epanchement de liquide dans la plèvre.

Hygiène. — Ensemble des règles ayant pour but de conserver la santé.

Hygroma. — Inflammation aigüe ou chronique des bourses séreuses articulaires. Elle est caractérisée par une tumeur arrondie, fluctuante, souvent accompagnée de chaleur et de douleurs vives.

Traitement. — Repos de l'articulation, cataplasme, position élevée du membre, compression par des bandes en caoutchouc.

Hypéracousie. — Acuité anormale de l'ouïe ; cette finesse de l'ouïe précède souvent la surdité.

Hypérémie. — Apport exagéré de sang dans une partie, congestion de cette partie.

Hypéresthésie. — Sensibilité exagérée, se dit surtout de la peau ; le contact le plus léger fait tressauter le malade ; il y a hyperesthésie à la peau des pieds et des jambes, principalement chez les absinthiques.

Hypermétropie. — Conformation vicieuse de l'œil, opposée à la myopie. Le globe oculaire est trop court ; l'image des objets éloignés vient se former au-delà de la rétine. Les hypermétropes ne voient nettement les objets que grâce à une accomodation constante ; de là : fatigue de l'œil, et nécessité d'adopter de bonne heure des lunettes à verres convexes.

Hypérostose. — Augmentation de volume d'un os.

Hypertrophie. — Augmentation de volume sans changement de structure : hyperthrophie du cœur, de la mamelle, etc.

Hypnal. — Médicament introduit en 1890 dans la thérapeutique. C'est un chloracelyl dimethylphenyl pyrazolone obtenu par l'action du chloral sur l'antipyrine.

Propriétés : Sédatives et hypnotiques. Employé à la dose de 1 gramme, donne de bons résultats dans les insomnies dues à la toux, n'a ni le goût ni la causticité du chloral, n'irrite pas l'estomac, est facile à administrer, surtout chez les enfants.

Hypnotisme. — Méthode thérapeutique nouvelle consistant à endormir plus ou moins complètement le malade, en lui faisant regarder fixement des objets brillants (méthode de Braid) ; des miroirs rotateurs, à alouettes, (méthode de Luiz), ou en employant seulement l'action de la volonté.

Hypochondrie. — Maladie nerveuse caractérisée par une grande tristesse, se rapproche de l'hystérie.

Hypopxon. — Petits abcès développés entre les lames de la cornée transparente.

Hypospadias. — Malconformation congénitale chez

l'homme : le méat urinaire est placé sous la verge, au lieu de s'ouvrir à son extrémité.

Hystérie. — Névrose qui se rencontre chez les deux sexes, peut prendre diverses formes, et simuler différentes maladies : paralysies, contractures, aphonie, dyspepsie, etc. Elle s'accompagne souvent de crises épileptiformes. (V. hystéro-épilepsie).

Traitement. — Distractions, voyages, suggestion.

Hystéro-épilepsie. — Hystérie présentant des crises se rapprochant des crises épileptiques, mais s'en distinguant en ce qu'il n'y a pas perte complète de connaissance et que la crise est suivie d'hallucination.

Hystéroptose. — Chute, descente de matrice. (Voir prolapsus utérin).

I

Ichor. — Pus fétide, humeur sanieuse coulant d'une plaie de mauvais caractère.

Ichthyose. — Maladie de peau qui débute souvent dans la 1re enfance : elle est caractérisée par la formation incessante, à la surface de la peau, d'écailles épidermiques, sèches, imbriquées. L'ichthyose s'étend surtout sur les parties sèches de la peau. Le visage, les aines, les aisselles, la paume des mains, la plante des pieds en sont généralement exempts, la production des squames diminue en été.

Traitement. — Bains alcalins, frictions à la glycérine.

Ictère. — Symptôme qui se rencontre dans une foule de maladies. La peau prend une teinte qui varie du jaune pâle au jaune verdâtre. Il y a deux grandes classes d'ictères : 1° l'ictère hémaphéique ou sanguin : les urines sont jaune ambré ou brun rouge, sans reflet verdâtre, le pouls n'est pas ralenti ; 2° l'ictère biliaire : la bile passe dans le sang, les matières fécales sont décolorées, l'urine prend par l'acide nitrique des reflets verdâtres. Cette sorte d'ictère est causé par des calculs biliaires, des tumeurs comprimant le foie, etc.

L'ictère peut être aigu ou chronique. L'ictère est accompagné de troubles intestinaux, de troubles de la peau, urticaire, etc., de troubles de la circulation (pouls plus lent), d'altération du sang, de diminution des globules rouges etc.

L'ictère chronique est souvent l'indice de lésions graves.

Idiopathie. — Maladie qui existe en elle-même, et n'est pas dépendante d'une maladie primitive.

Idiopathiques (maladies). — Maladies qui ne sont liées à aucune autre. Opposées aux sympathiques

Idiotie. — Forme d'aliénation mentale caractérisée par un arrêt de développement de l'intelligence, arrêt coïncidant avec une conformation vicieuse du cerveau.

Idiotisme. — Etat d'idiotie.

Idiosyncrasie. — Disposition particulière à chaque individu.

Impétigo (croûtes de lait). — Eruption de la peau, débutant par l'apparition de plaques rouges, causant une grande démangeaison : sur ces plaques apparaissent des pustules, dont le contenu s'écoule, se dessèche et forme des croûtes adhérentes et épaisses.

L'impétigo peut s'observer sur toutes les parties du corps, il atteint le plus souvent la face et le cuir chevelu.

Traitement. — Faire tomber les croûtes par des cataplasmes, puis application de la pommade suivante :

Vaseline. . . . . 15 grammes.
Acide borique . . . . . 4 grammes.

Impuissance. — Abolition permanente ou passagère des facultés nécessaires pour accomplir l'acte vénérien.

Inanition. — Epuisement par défaut de nourriture, l'animal perd de son poids ; la mort arrive quand la perte égale les 4/10 du poids total de l'individu.

Incontinence (nocturne d'urine). — Très commune dans la 2me enfance entre 3 et 14 ans, souvent héréditaire, quelquefois causée par l'onanisme, le phimosis congénital, la présence d'oxyures (petits vers blancs).

Traitement. — Noix vomique, bromures, antipyrine.

Indigestion. — Accident provoqué par un repas trop copieux : on rejette une partie des aliments ingérés.

Les indigestions sont fréquentes chez les enfants à la mamelle, et ont leur cause dans une mauvaise alimentation

Traitement. — Parties égales d'eau de chaux et d'eau de cannelle données par cuillerées à café toutes les dix minutes, cataplasmes chauds sur le ventre.

Inertie. — Inertie d'un organe, état d'un organe qui a perdu sa contractilité et ses fonctions : inertie de l'utérus, l'utérus après ou pendant l'accouchement perd sa contractilité, d'où arrêt de l'accouchement, et hémorrhagie dangereuse.

Induction (courants d'induction). — Courants produits dans un circuit par la fermeture ou la rupture d'un courant voltaïque placé dans le voisinage.

Infection. — Transmission d'une maladie sans contact, par la simple action de miasmes morbides. C'est en altérant l'air ambiant que le malade joue le rôle de foyer d'infection.

Infection putride, fièvre violente, souvent mortelle chez les individus atteints de plaies en suppuration, chez les nouvelles accouchées, infection causée par la résorption du pus et des microbes contenus dans ce pus.

Inflammation. — Etat morbide caractérisé par la chaleur, la rougeur, la douleur de la partie dite enflammée.

Influenza. — Variété épidémique de l'affection connue ordinairement sous le nom de grippe.

L'influenza revêt trois formes différentes :

1° La forme nerveuse débutant par une prostration complète, une fièvre ardente (la température du corps atteint 40 et même 41°), et une tendance à tomber en syncope. Les symptômes se calment au bout de 24 heures et une transpiration abondante marque la fin de la crise.

2° La forme catarrhale qui ne commence pas aussi brusquement. La période d'incubation dure deux jours, la température augmente peu à peu et il y a des quintes de toux. Au bout de 48 heures généralement l'état du malade s'améliore et la fièvre cesse.

3° La forme gastrique, caractérisée par des troubles digestifs. Durée égale aux deux autres formes.

L'influenza est surtout redoutable par ses complications : pneumonie, pleurésie, congestion pulmonaire, otite, méningite. Si les malades souffrent déjà d'une diathèse bronchiale ou cardiaque, ils sont davantage en danger.

Traitement. — Garder la chambre jusqu'à cessation complète de l'état maladif, stricte observation des lois de l'hygiène.

Dans la forme nerveuse, usage circonspect de l'antipyrine, ou chlorhydrate de quinine ; dans la forme gastrique, emploi d'un purgatif suivi de la poudre absorbante et antiseptique suivante :

Magnésie calcinée
Phosphate de chaux
Charbon en poudre
Soufre sublimé } *a a* 5 grammes,

Dans la forme catarrhale ou pulmonaire, appliquer la teinture d'iode ou le coton iodé et les ventouses sèches. Pour l'usage interne : le benzoate de soude.

L'influenza paraît avoir une origine microbiennne.

Injection. — Action d'introduire, avec une seringue ou un instrument quelconque, un liquide dans une cavité du corps : utérus, vagin, vessie, etc.

Inoculation. — Introduction artificielle d'un virus dans l'économie. Ne pas confondre l'inoculation de la petite vérole et la vaccination. (Voir variole et vaccination).

Insolation. — Ensemble de phénomènes morbides produits par une chaleur intense.

Le malade éprouve une grande faiblesse, tombe, il souffre de la tête, de l'épigastre, éprouve un sentiment de chaleur excessive à la peau et perd connaissance. La respiration est gênée, une écume mousseuse remplit la bouche, le corps est immobile et raide. La mort peut être presque subite.

Traitement. — Placer le malade dans un endroit frais, lui faire sur tout le corps des lotions avec de l'eau froide ou glacée, lui faire respirer des sels anglais.

Intermittent. — Qui présente des intervalles plus ou moins réguliers : fièvres intermittentes.

Intertrigo. — Rougeur vive de la peau, souvent accompagnée d'éruption de très petits boutons, qu'on observe pendant les fortes chaleurs chez les personnes et les enfants chargés d'embonpoint.

Traitement. — Applications locales de compresses trempées dans de l'eau de sureau boriqué 4 0/0.

Intoxication. — Empoisonnement par introduction dans l'organisme de miasmes, d'effluves, (intoxication paludéenne) ou de substances qui ne sont pas suffisamment éliminées par l'organisme : alcool, plomb, mercure, etc, intoxication alcoolique, saturnine, mercurielle, etc.

Invagination. — Pénétration d'un segment intestinal

par un autre, de telle sorte que la séreuse est adossée à elle-même, et qu'au niveau de la pénétration il existe 3 parois. Le calibre de l'intestin est diminué, puis les séreuses peuvent s'enflammer et causer des péritonites. L'invagination est fréquente chez l'enfant, à la suite de purgatifs trop violents, de mouvements désordonnés, etc.

Traitement. — Insufflation d'air par le rectum, lavements gazeux, électricité.

Inversion. — Anomalie des viscères qui sont déviés de leur position normale.

Certaines inversions sont congénitales, d'autres sont accidentelles, inversion de l'utérus, anté-version, retroversion, etc.

Iodisme. — Effets morbides causés dans l'économie par une trop grande ingestion d'iode.

On constate surtout certaines éruptions de nature eczémateuse, qui cessent quand on interrompt le traitement.

Iritis. — Inflammation de l'iris compliquée souvent de kératite et de conjonctivite.

Traitement. — Compresse d'eau boriquée chaude sur l'œil malade.

Irritation. — Etat d'une partie vivante dont l'excitation naturelle est trop accrue.

Ischurie. — Difficulté d'uriner.

Ischiémie. — Ralentissement de la circulation artérielle, par suite d'obstacle au cours du sang,

Ischiocèle. — Hernie qui passe à travers l'échancrure ischiatique ; elle apparaît alors en arrière près de l'anus.

Ivresse. — Sorte de délire causé par l'abus des boissons fermentées et pouvant amener la mort par congestion si les vomissements ne se produisent pas.

Traitement. — Quelques gouttes d'ammoniaque dans un verre d'eau.

J

Jaunisse. — (Voir ictère.)

K

Kératite. — Inflammation de la cornée qui offre diverses altérations et troubles de nutrition à la suite de l'inflammation des diverses membranes de l'œil (conjonctive choroïde et iris.) Pour les différents types de la kératite (voir ophtalmie).

Kleptomanie. — Manie du vol.

Kola (noix de). — Provient d'une plante dicotylédonée de la famille des malvacées, tribu des sterculiées. La graine d'une espèce, le siphonispis monoica est appelé souvent café du Soudan.

La noix de kola est une graine de ces plantes ; on sait d'une autre part que la caféine employée avec succès dans un grand nombre d'affections, ne se trouve pas seulement dans le café; le thé, le maté, la garance en contiennent. Le kola en renferme aussi. Mais de plus, dans le kola, on trouve d'autres substances plus actives encore, excitant le système nerveux et pouvant permettre de résister à la fatigue. Plusieurs auteurs écrivent kola par un c, cola.

Kystes. — Tumeurs chroniques ayant la forme de cavités closes, dont la surface externe se continue avec les tissus voisins, tandis que leur surface interne est en contact avec la matière molle ou liquide qu'ils contiennent; leurs dimensions sont des plus variables, énormes, comme celles de certains kystes de l'ovaire, ou très petites.

On divise les kystes en kystes naturels formés par le développement d'une cavité ou d'un canal préexistant : kystes de l'ovaire, du rein, du corps thyroïde, des glandes sébacées.

En kystes accidentels, dont la paroi s'est formée de toutes pièces : kystes hydatiques, qui se forment autour d'un entozoaire ; tumeurs enkystées qui se forment autour d'un corps étranger quelconque, balle, calculs, etc.

L

Lactation. — Synonyme d'allaitement.

Il signifie la nourriture de l'enfant tirée de la mamelle par succion.

Lagostome. — Conformation vicieuse des lèvres, synonyme de bec de lièvre.

Lanésine. — Produit voisin par sa composition de la lanoline.

Lanoline. — Substance grasse provenant du suint de la laine, excipient servant à faire des pommades.

Laryngite. — Inflammation de la muqueuse du larynx, qui peut être aigüe ou chronique.

La laryngite aigüe, causée par un refroidissement, débute par un enrouement très fort, puis, survient une toux rauque, revenant par quintes, suivie au bout de quelques jours d'une expectoration assez abondante.

La laryngite chronique succède parfois à l'aiguë, elle peut être encore un signe de tuberculose ou de syphilis.

Traitement de la laryngite aigüe. — Inhalation de goudron, de teinture de benjoin, pilules d'aconitine.

Traitement de la chronique. — Badigeonnage avec solution de chlorure de zinc 1 p. 30, eaux minérales sulfureuses en boissons et inhalations.

Lavement. — Introduction dans le canal intestinal par

l'anus, d'eau pure, ou additionnée de substances médicamenteuses.

Lentigo. — Taches de rousseur. (Voir éphélides).

Lèpre. — Maladie de la peau, s'annonçant par de petites élevures solides, entourées de taches luisantes, circulaires; ces élevures se couvrent d'écailles qui tombent et se remplacent par d'autres. La maladie s'étend peu à peu.

La lèpre commence au-dessous du coude et du genou et gagne tout le corps.

On a aussi donné le nom de lèpre à l'éléphantiasis tuberculeux ou des Grecs.

Traitement. — Isolement du malade, lotions stimulantes, arsenic à l'intérieur.

Leptothrix. — Espèce d'algues, ayant la forme de filaments ou de bâtonnets, et qui se trouvent en quantité considérable dans les matières accumulées dans l'interstice des dents, dans certains liquides vomis ou rendus par les individus atteints de diarrhée, etc.

Léthargie. — Anéantissement profond que ne peuvent dissiper, même pour un instant, les plus fortes excitations; anéantissement simulant la mort.

Leucémie, lymphadénie ou leucocythémie. — Exubérance du tissu des glandes qui se multiplie non seulement dans les organes où il existe normalement, comme la rate, les ganglions, mais qui apparaît encore dans les organes qui en sont dépourvus normalement : foie, reins, séreuses, etc.

Les symptômes sont les mêmes que l'anémie : faiblesse, pâleur, essoufflement; la rate prend un volume énorme, ou bien les ganglions s'hypertrophient, le malade arrive à la cachexie et à la mort.

Leucorrhée (flueurs blanches). — Ecoulement muqueux ou muco-purulent des parties génitales de la femme, s'observe à tous les âges, et se rattache à des causes très diverses, les unes locales: métrites, lésions de l'utérus, cancer, tumeurs; les autres générales, leucorrhée d'origine scrofuleuse, etc.

Traitement local. — Injections très chaudes, astringentes, etc.

Traitement général. — Médication tonique, exercice, etc.

Lientérie. — Diarrhée caractérisée par la présence d'aliments non digérés dans les selles.

Lipome. — Tumeur bénigne formée par le développement anormal et circonscrit du tissu graisseux. Le lipome est une tumeur indolente, pâteuse sans changement de couleur à la peau ; elle est lobulée, se développe lentement, et atteint parfois un volume énorme.

Traitement. — Extirpation au bistouri.

Lipothimie. — Perte de connaissance. (Voir syncope).

Lithiase. — Formation dans différentes parties de l'économie, rein, foie, peau, vessie, de concrétions pierreuses : lithiase rénale, biliaire, urinaire, etc.

La présence de ces calculs plus ou moins volumineux cause divers phénomènes morbides, coliques néphrétiques, hépatiques, etc.

La lithiase vésicale prend le nom de pierre.

Lithopœdion. — Fœtus mort dans l'utérus ou dans l'abdomen, s'incrustant de sel calcaire, et prenant l'apparence d'une masse pierreuse.

Lochies. — Ecoulement, pendant 3 ou 4 semaines après l'accouchement, d'un liquide sanguin, purulo-sanguin, puis muco-purulent par les parties génitales de la nouvelle accouchée.

Lordose. — Courbure de la colonne vertébrale dans le sens postérieur (convexité antérieure, généralement dans la région lombaire).

Louche. — Individu affecté d'un vice dans la vision, (Voir strabisme).

Loupe. — Tumeur placée sous la peau, indolente et mobile, contenant une matière blanc jaunâtre plus ou moins dure. Cette tumeur peut acquérir un volume considérable. Ces loupes sont communes sous le cuir chevelu.

Traitement. — Vider la tumeur au moyen d'une petite incision ; mais le contenu se renouvelle, on l'enlève entièrement au moyen du bistouri.

Lumbago. — Douleur névralgique dans la région lombaire, sans gonflement, rougeur, ni chaleur locale. La douleur est souvent assez vive pour forcer le malade à se courber en avant et déterminer de la fièvre.

Traitement. — Application locale de liniment chloroformé,

frictions à l'alcool camphré, etc.

Lupus. — Affection de la peau de nature tuberculeuse, souvent observée chez les scrofuleux. Elle présente deux formes principales : 1° la forme ulcéreuse ; 2° la forme hypertrophique plus commune caractérisée par de petites tumeurs saillantes qui s'étendent et peuvent couvrir toute la face, les lèvres qui se gonflent, les narines. Cette forme peut persister toute la vie.

Traitement général. — Celui de la scrofule.

Traitement local. — Frictions avec la teinture d'iode, application de pommade d'iodure de soufre, d'iodure de mercure, compresse de sublimé au 1/1.000

Luxation. — Changement dans les rapports des surfaces articulaires. La luxation est caractérisée par la déformation de l'articulation et la perte de ses mouvements.

Traitement. — Rétablir les rapports des surfaces luxées (réduire la luxation).

Lycanthropie. — Espèce de manie ; le malade se croit changé en loup.

Lymphangite. — Inflammation des vaisseaux et des ganglions lymphatiques se manifestant par des traînées rougeâtres, de la douleur à la pression. Les ganglions et les tissus voisins sont tuméfiés ou enflammés.

La lymphangite survient à la suite de solution de continuité de la peau, d'introduction dans les tissus de principes septiques, etc.

Traitement. — Cataplasmes, bains d'eau phéniquée chaude longtemps prolongés.

Lymphorrhagie. — Ecoulement persistant de la lymphe après la blessure d'un vaisseau lymphatique.

Lypémanie. — Tristesse avec stupeur, le malade ne parle plus, refuse de manger, et souvent on est forcé de le nourrir avec la sonde œsophagienne pour l'empêcher de mourir de faim.

M

Macrobiotique. — Art de prolonger la vie. Nous ne pouvons pas ici indiquer toutes les méthodes qui ont été proposées, mais la découverte de M. Brown Sequard ayant fait tant de bruit dans ces derniers temps, nous croirions être incomplets si nous ne l'exposions pas à nos lecteurs.

L'épuisement des forces de l'organisme n'est pas toujours irréparable. Le muscle fatigué par un long exercice, la glande épuisée par l'abondance de secrétions, les sens émoussés par une excitation continue, le cerveau lui-même affaibli par un long travail soutenu retrouvent leur puissance d'action par l'alimentation et le repos.

La provision d'énergie créatrice déposée en nous ne saurait être renouvelée ni par l'énergie potentielle des aliments, ni par aucune autre force La fécondation seule donne à d'autres êtres une intensité première qui diminuera à mesure que ces êtres avanceront en un âge extrême et qui, cessant dans la vieillesse, amènera la mort. Les pertes étant plus grandes que les réparations, l'organisme s'affaiblira, à mesure que l'énergie s'éteindra.

Mais qui est-ce qui donne donc cette énergie à l'embryon, ce mouvement initial, cette provision de force créatrice ? cette force peut-elle être transmise à l'homme adulte, au vieillard, peut-on remettre en mouvement le balancier qui va s'arrêter ? Oui, selon M. Brown Sequard.

On sait que la substance des noyaux cellulaires joue un rôle très important dans le phénomène de la création de vies nouvelles.

L'injection de ces noyaux enlevés à des animaux jeunes et vigoureux peut-elle rendre à l'homme cette force créatrice?

Nous n'osons pas ici trancher cette question, la résoudre et exprimer notre opinion sur cette méthode qui fait tant de bruit aujourd'hui.

Macrocéphalie. — Malformation du fœtus dont la tête présente une augmentation considérable de volume.

Macroglossie, — Hyperthrophie de la langue se produisant chez les enfants tout jeunes et accompagnant souvent le crétinisme.

Mainbot. — Déviation congénitale de la main de même nature et de même espèce que le pied bot.

Mal. — *D'aventure* (voir panaris).

Caduc (voir épilepsie).

D'estomac (voir dyspepsie, gastrite, gastralgie).

De mer nausées avec vomissement éprouvées par certaines personnes qui voyagent en mer, et, par extension qui se trouvent placées dans un milieu où l'équilibre des corps devient instable.

Traitement. — Alcool, antipyrine, etc.

De montagne ensemble de phénomènes se produisant dans l'ascension des hautes montagnes, vertiges, dyspnée, palpitation, soif, etc.

Du pays (voir nostalgie).

Perforant formation à la plante du pied d'un ulcère qui se creuse et finit par attaquer l'os.

De Pott maladie d'une ou de plusieurs vertèbres appelée ainsi du nom du chirurgien anglais qui l'a le premier étudiée. Le corps des vertèbres attaqués s'affaissant, il se produit de la gibbosité, des abcès à distance, etc.

Malacie. — Dépravation de l'appétit, désir de manger des substances qui ne sont pas ordinairement des aliments. Se produit souvent dans la grossesse.

Maladie. — Perturbation survenant dans une ou plusieurs parties du corps.

Maladie de Basedow —(Voir goître exophtalmique.

Maladie de Graves. — (Voir goître exopthalmique.)

Maladie d'Addison. — Maladie bronzée, caractérisée par la coloration bronzée de la peau et des symptômes d'anémie profonde, se termine par la mort.

Maladie bleue, cyanose, mauvaise conformation congénitale du cœur, la peau et les muqueuses ont une teinte violacée, la peau est visqueuse et froide.

De Bright (voir néphrite).

Contagieuse maladies qui se transmettent par le contact.

Endémique (voir endémie).

Epidémique (voir épidémie).

Imaginaire (voir névroses).

Secrètes (voir syphilis).

Simulées (voir simulation).

Maladies dues aux céréales altérées. — L'ergotisme (Feu de Saint-Antoine), convulsion cérébrale, acrodynie. Ces maladies sont épidémiques ou endémiques.

(Voir Pellagre).

Maladies mentales. — Thérapeutique des maladies :

Pour combattre l'insomnie : *Chloral, Hyoscine.*

L'iodhydrate d'hyoscine est le sel qu'on doit préférer.

Administrée par la bouche, l'hyoscine agit moins rapidement que lorsqu'elle est employée en injection hypodermique, mais dans le premier cas, elle ne détermine pas aussi facilement des symptômes toxiques.

Pour l'insomnie, la donner à l'intérieur.

Pour agir rapidement sur un état d'excitation intense, injection hypodermique.

Ne jamais dépasser la dose de 3 milligrammes par jour.

Elle paralyse les centres moteurs et secréteurs; ralentit le pouls, la respiration ; amène une sécheresse de la gorge ; s'emploie quand il y a agitation, loquacité sans fin, crises de larmes, dans la manie aigüe, dans la paralysie agitante.

Action nulle chez les mélancoliques.

L'hyoscine ne doit jamais être donnée au début parce-qu'alors elle pourrait produire des hallucinations.

Il ne faut pas que le malade ait de lésions du côté du cœur.

Acétophénone. — Hypnotique abaissant la sensibilité et provoquant le sommeil.

Accélérant les battements de cœur.

A haute dose, il abaisse la pression du sang en agissant sur les vasomoteurs et sur le cœur dont il paralyse l'action.

Des doses fortes et moyennes abaissent l'irritabilité ; des doses faibles produisent le même effet sur la moëlle.

Formes dépressives. — Stimulants.

Formes d'excitation. — (Voir l'état intestinal).

S'il y a constipation, eau purgative.

Malandrie. — Espèce d'éléphantiasis, de lèpre.

Mancenilier vénéneux. — Des voyageurs ont avancé que l'homme qui s'endormirait à l'ombre de cet arbre ne se réveillerait plus. C'est une erreur au dire des naturalistes qui ont étudié à fond la question.

Manie. — Forme d'aliénation mentale caractérisée par de l'agitation, de l'irascibilité. La manie peut prendre divers caractères : manies religieuse, ambitieuse, érotique, etc.

Marasme. — Etat de débilité, de maigreur excessive qui se produit dans les maladies longues et chroniques.

Masque. — Teinte particulière que prend le visage des femmes dans les derniers temps de la grossesse, teinte qui persiste quelquefois après l'accouchement.

Massage. — Effleurage, friction, pétrissement et tapotement des chairs. Il donne de bons résultats en agissant sur les vasomoteurs. Le massage est employé dans le traitement des fractures diaphysaires de l'avant-bras et de la jambe.

Le massage facilite la fonction de secrétion, et d'excrétion cutanée, augmente la contractilité musculaire, prévient ainsi l'atrophie, rend les mouvements plus aisés, et favorise les phénomènes d'endosmose, évite les raideurs, active les fonctions digestives et d'assimilation, produit des effets anesthésiques appelés passes en magnétisme animal.

Il imprime une activité plus grande à la circulation profonde, musculaire, cutanée.

Mégalomanie. — Sorte de folie ou tout paraît grand.

Mastodynie. — Douleur aigüe à la mamelle.

Mégaloscopie. — Manière de regarder dans l'estomac, dans la vessie et de voir une assez large surface de ces organes.

Cette méthode rend possibles certaines opérations, telles que le cathétérisme chez la femme, la dilatation des uretères soit par des moyens mécaniques, soit par l'électrolyse.

Mélancolie. — Forme de maladie mentale caractérisée par de la tristesse sans causes déterminées.

Mélaniennes (taches). — Taches de la peau résultant d'une accumulation locale de pigment cutané.

Mélanisme. — Excès de coloration de la peau ou des poils.

Melna. — Présence du sang dans les selles qui prennent une couleur de marc de café.

Méningite. — Inflammation des méninges cérébro-spinales, membranes enveloppant le cerveau et la moëlle.

Affection fréquente chez les enfants, quelquefois à forme tuberculeuse.

Cette maladie peut avoir un caractère épidémique, des régiments l'ont souvent transportée de garnison en garnison.

A l'autopsie on trouve une suppuration intense des méninges, suppuration ayant l'aspect d'une couche de beurre. On a trouvé dans ce pus des microcoques, ce sont des bactériens ronds disposés souvent en diplocoques.

Méningocèle. — Tumeur du crâne formée par les méninges et le liquide arachnoïdien et faisant saillie à l'extérieur par une ouverture de la boîte crânienne.

Méningo-encéphalite diffuse. — Lésions constatées à l'autopsie des personnes mortes de paralysie générale, ce mot est donc synonyme de cette affection.

Ménoblastique. — Qui a une segmentation partielle. Mot nouvellement employé en embryogénie.

Ménorrhagie. — Ecoulement menstruel trop abondant et constituant par cette abondance même un état maladif.

Ménopause. — Vulgairement âge critique, disparition de la menstruation.

Menstruation. — Retour périodique chez les femmes d'une évacuation sanguine.

Mentagre. — Affection parasitaire des poils de la barbe analogue à la teigne tonsurante du cuir chevelu. Le parasite est le même, c'est le tricophyton tonsurans.

Traitement. — Le même que pour la teigne tonsurante.

Menthol. — Camphre de l'essence de menthe dont on fait des crayons antinévralgiques,qui frottés sur le front,peuvent calmer momentanément certaines névralgies superficielles.

Antiseptique, il est employé dans les caries dentaires et dans la tuberculose pulmonaire.

Mérocèle. — Hernie peu volumineuse, arrondie, formée au pli de l'aine.

Mérycisme. —Nom donné à la rumination chez l'homme. Il est exceptionnel dans l'espèce humaine.Les aliments,après un séjour plus ou moins long dans l'estomac, peuvent être ramenés à la bouche et mastiqués de nouveau.

Mésentérite. — Inflammation du mésentère. (Voir péritonite).

Métastase. — Changement dans le siège et la forme d'une maladie.

Météorisme. — Distension de l'abdomen due à la présence de gaz dans le tube intestinal ; c'est un symptôme de dyspepsie.

Métrite.— Inflammation de la muqueuse et du tissu de l'utérus provenant généralement à la suite d'accouchement et de fausses couches , et caractérisé par des troubles de la menstruation, des flueurs blanches, des douleurs et pesanteurs à la matrice, des troubles de la digestion, etc.

Traitement. — Injection chaudes, bains fréquents, repos horizontal à l'époque des règles, toniques.

Métrorrhagie. — Hémorrhagie de la matrice causée ordinairement par des tumeurs utérines ou des métrites.

Traitement. — Ergot de seigle , digitale , tamponnement vaginal.

Métrorrhée. — Écoulement muqueux peu abondant se produisant parfois chez les femmes enceintes.

Microbe. — Mot d'origine récente et répété sans cesse aujourd'hui, employé pour la première fois par Sedillot, en février 1878. Nous croyons devoir citer ses propres paroles : « Les organismes vivants amènent des complication graves; ces germes ont reçu tant de noms différents que l'on finit par s'y perdre.

Schizophytis, micrococcus, chrococcus, microsphères des mobactéries, bactéries, bacaer, leptothria, cladothrix, beggiaton, microorganisme, microdinie, aérobie, anaérobie, monades, bacilles, vibrions.

J'ai cru utile de remplacer toutes ces dénominations par un nom générique.

Les microbes sont donc de petits êtres vivant dans notre économie, et plusieurs maladies sont dues à leur présence.

Chaque espèce serait la cause de chaque maladie' ou plutôt chaque affection serait déterminée par un microbe spécial.

Pour faciliter l'étiologie sans s'occuper de l'animal, au point de vue zoologique, on dit le microbe de telle maladie, microbe de la fièvre typhoïde, microbe de la pneumonie, microbe du choléra, etc., etc.

Les plus dangereux sont certains champignons inférieurs qui se présentent sous forme de bâtonnets allongés et portent le nom de Bacilles, Bactéries; plus petits que les cellules de notre économie. ils y élisent domicile, s'y reproduisent et ébranlent la santé, soit mécaniquement par leur présence, soit par la substance toxique qu'ils secrètent.

De là l'importance de la Bactériologie.

(Voir *Microbiologie.*)

Microbiologie. — Étude des microbes, est souvent désignée sous le nom de Bactériologie.

Etude des microbes, leur classification.

Les conditions dans lesquelles ils vivent.

Les applications médicales qui résultent de leur connaissance.

Voilà les différentes parties de cette science.

Micrococcus. — Qui veut dire petite graine indiquant la forme de petits êtres qu'on peut faire entrer sous le nom générique de *Microbes.*

L'un d'eux, le micrococus cyaneus produit le gris bleu des hôpitaux.

Miasme. — Emanations qui se répandent dans l'air et exercent sur l'organisme une action plus ou moins pernicieuse.

Miliaire. —Fièvre accompagnée de rougeur de la peau qui présente de petits boutons isolés ou rassemblés et surmontés dès le second jour de petites vésicules remplies d'un liquide transparent.

Cette éruption est commune dans les fortes chaleurs.

Traitement.—Application sur la peau de poudre d'amidon.

Migraine.— Douleur vive, lancinante, occupant un des côtés de la tête, surtout aux régions temporales et orbitaires, et sujette à des retours réguliers.

La migraine s'accompagne de troubles du côté de la digestion : nausées, vomissement, etc.

Traitement. — Bromure de potassium, antipyrine, résorcine.

Moelle. — Les maladies de la moelle étudiées dans ces derniers temps avec un très grand soin par l'école de la Salpétrière, à cause du choix des dénominations employées dans la nosographie,offrent une grande confusion et un certain désarroi, aussi croyons-nous utile, pour jeter un peu de clarté dans ces matières, de publier le tableau suivant :

Comme classification primaire :

- Ataxie.
  - 1. Affections spinales.
  - 2. Affections des nerfs périphériques.
  - 3. Névroses.

- ATAXIE OU TABES
  - A. Affections tabétiques
    - 1. Moelle
      - Tabes vrai ou ataxie de Duchène de Boulogne.
      - Tabes héréditaires ou maladie de Friedreich.
      - Tabes combinés.
      - Phénomènes tabétiques de la syringomyélite.
    - 2. Nerfs
      - Pseudo tabes
        - A toxiques
          - Alcoolique.
          - Arsenical.
          - Saturnin.
          - Diabétique.
        - B Infectieux; Beriberi.
    - 3. Nevroses
      - Nevro-tabes.
      - Pseudo-tabes neurasthéniques.
      - Tabes hystérique.
  - B. Affections mimeto-tabétiques.
    - Alasie
    - Paramyoclonas multiplex.
    - Maladie de Thomson.
    - Ataxie cérébelleuse.
      - Néoplastique.
      - de Mexico
      - de la sclérose en plaques.

Môle.— Faux germe, masse qui se forme dans l'utérus à la suite de fécondation. On en distingue deux sortes : 1° môle charnu, masse présentant une apparence de chair ; 2° môle hydatique, formé de vésicules remplies de sérosités disposées en grappes.

Monomanie. — Folie ou délire portant sur un seul objet.

Monomanie des grandeurs. — Pauvre, le malade se croit riche ; sans influence il se croit puissant ; quelquefois même il s'imagine être roi, empereur.

S'il y a dans les lèvres un léger frémissement, lorsque le malade parle, redouter la paralysie générale.

Monorchidie. — Présence d'un seul testicule dans le scrotum, celui du côté opposé restant enfermé dans la cavité abdominale, le canal inguinal ou crural.

Morphinomanie. — Manie de se faire des piqûres de morphine.

Le malade est souvent dans un état d'hébêtement.

Morpions. — Nom vulgaire des pous du pubis, pédiculus pubis, produisant de vives démangeaisons.

Traitement. — Quelques frictions mercurielles : onguent gris, onguent napolitain, frictions suivies de bains et de lotions savonneuses qui suffisent pour les faire disparaitre en peu de jours.

Morve.— Maladie virulente, contagieuse, commune chez les chevaux et pouvant passer du cheval à l'homme.

Elle est caractérisée par des ulcérations, des abcès souscutanés, des pustules gangréneuses au larynx et aux poumons.

La morve, chez l'homme, est souvent mortelle.

Traitement.— Cautérisation des ulcérations au fer rouge, alimentation substantielle, tonique.

Muguet. — Inflammation de la muqueuse buccale avec production de fausses membranes. Il est contagieux chez les enfants faibles et mal nourris. Il est primitif ou secondaire.

Dans certaines maladies, en effet, apparaissent dans la bouche des plaques plus ou moins étendues occupant le dos de la langue, la face interne des joues, d'autre fois on observe un semis de points blancs séparés les uns des autres à la surface des muqueuses comme dans le muguet typhique.

Ces états sont dus à des accumulations de spores.

Traitement. — Combattre l'acidité, badigeonnages avec des lotions alcalines.

Myopie. — Vue courte. Les objets éloignés ne viennent pas se peindre sur la rétine.

Mydriase.—Dilatation de la pupille. C'est un symptôme commun à des causes très diverses : amaurose, maladie nerveuse, paralysie, etc.

Myélite. — Inflammation de la moelle épinière, produisant suivant les différentes parties attaquées des convulsions, des spasmes, des paralysies plus ou moins étendues.

Myocardite. — Inflammation du tissu même du cœur, du muscle cardiaque.

Elle peut être aiguë ou chronique.

Myocardite segmentaire. — Ramollissement du tissu qui unit bout à bout les cellules musculaires cardiaques et en fait cet ensemble soudé et arborisé dans tous les plans, véritable filet de mailles contracté à l'état aigu; elle a été observée à la suite de la fièvre typhoïde.

A l'état chronique elle complique souvent les affections orificielles et l'artério-sclérose.

Il y a une forme propre aux vieillards.

Arythmie, symptôme vrai multiforme, effacement du choc précordial, localisé, matité rectangulaire et souffle médio-cardiaque.

Myocèle.—Tumeur qui se forme dans les muscles et à leurs dépens.

Myome. — Tumeur d'aspect fibreux. Myomes utérins, tumeurs fibreuses qui se développent dans la matrice, et sont constituées par une hypertrophie de son tissu.

Le myome utérin cause des désordres dans la menstruation et de l'anémie.

Traitement. — Ceinture, pessaire, régime tonique ou extraction par divers procédés chirurgicaux.

Myosis.— Rétrécissement de la pupille.

Myosite. — Inflammation du tissu musculaire, survenant à la suite d'efforts, de contusion, de rupture, de grande fatigue.

Elle se traduit par une douleur fixe et assez vive aux muscles enflammés.

Traitement.— Bains tièdes prolongés, onctions d'onguent mercuriel.

Myringite.— Inflammation de la membrane du tympan,

survenant à la suite de refroidissement, bain froid, etc., caractérisée par une violente douleur au fond de l'oreille, avec bourdonnements et pulsations très pénibles, se termine ordinairement par suppuration au bout de sept à huit jours.

Myxome.— Tumeur formée d'une substance ayant un aspect gélatineux.

N

Nanisme. — Anomalie de la taille, petitesse anormale, l'exiguité de la taille dépendant dans ce cas de la diminution de volume de toutes les parties du corps.

Nausée. — Mal de cœur, sensation désagréable, mouvements spasmodiques précédant le vomissement.

Nécrose. — Etat d'un os ou d'une portion d'os privée de vie. La partie d'os nécrosée devient un corps étranger et prend le nom de séquestre ; le séquestre doit être séparé de la partie restée saine, séparation qui se fait parfois naturellement ou qui est opérée par des procédés chirurgicaux.

Nématoïdes. — Classe de vers arrondis,renfermant un grand nombre d'espèces se trouvant dans l'intestin de l'homme : ascarides, strongles, filaires, etc.

Néoplasme. — Nom général donné aux tissus de nouvelle formation constituant les tumeurs.

Néphélion. — Taie de la cornée survenant généralement à la suite d'ophtalmies chroniques.

Traitement. — Collyres astringents au sulfate de zinc, lavages à l'eau salée, etc.

Néphrétique (colique). — Douleur violente ayant pour cause la présence de calcul dans les reins. Ces douleurs prennent par crises et cessent lors de l'expulsion du ou des calculs par la voie urinaire.

Traitement. — Bains, injections sous-cutanées de mor

phine, boissons fraîches, diurétiques, eau de Contrexeville, Pougues, etc.

Néphrite. — Inflammation du rein, aigüe ou chronique. La néphrite aigüe, souvent causée par un refroidissement, est caractérisée par des douleurs vives à la région lombaire, une diminution dans la quantité d'urine.

Traitement. — Diète lactée, bains, ventouses et sangsues dans la région lombaire, bains de vapeur.

La néphrite chronique, suivant la partie du tissu du rein affectée, est dite parenchymateuse ou interstitielle.

Traitement de néphrite chronique parenchymateuse : diète lactée, iodure de potassium, tannin, purgatifs légers.

Néphrite chronique interstitielle, même traitement, insister sur les diurétiques, scille, etc.

Névrosisme. — Troubles généraux du système nerveux, mais troubles peu caractérisés et non localisés. (*Voir* névroses).

Névralgie. — Douleur vive, intermittente sûr le trajet d'un nerf, sans rougeur, chaleur ni gonflement. La névralgie prend différents noms suivant le nerf affecté : névralgie faciale, lombaire, intercostale, etc.

Traitement. — A l'intérieur sulfate de quinine, aconit, opium. Extérieurement badigeonnages à l'huile de menthe poivrée, compresses d'essence de térébenthine, injections sous-cutanées de morphine, etc.

Névrite. — Inflammation du tissu des nerfs produisant des douleurs analogues à la névralgie et plus tard l'atrophie des muscles innervés par le nerf enflammé.

Traitement. — Onction mercurielle belladonée, piqûres de morphine, électrisation du nerf.

Névrome. — Tumeur sous-cutanée très douloureuse, plus ou moins volumineuse qui se développe dans les nerfs.

Traitement. — Extraction quand il est possible d'atteindre la tumeur.

Névrose. — Nom générique donné aux maladies qu'on suppose avoir leur siège dans le système nerveux, et qui ne produisent pas de lésions sensibles des parties ; ces maladies sont longues et difficilement curables.

Telles sont les convulsions, l'hystérie, l'épilepsie, etc.

Traitement général. — Bromure de potassium, valériane, camphre, hydrothérapie, opium, belladone, électricité, etc.

Nœvus. — Vulgairement tâche de vin. On est parvenu par l'emploi du collodion à le faire disparaître, du moins à l'atténuer, à obtenir une grande amélioration et rendant inutile toute opération. Nœvus, au pluriel Nœvi.

Nona. — Nom donné à une affection épidémique dans laquelle le malade s'endort pour ne plus s'éveiller.

L'existence de cette maladie est mise en doute. Tous ses symptômes nerveux d'un caractère délirant ou léthargique se rapporteraient à l'influenza et dans d'autres cas à la fièvre typhoïde.

L'imagination aurait inventé des histoires propres à faire sensation et les récits varient selon ceux qui les font.

Les malades, disent les uns, après une période de torpeur comateuse, reviennent à la santé, et à la conscience d'autres pour rendre leurs récits plus saisissants font de la Nona une maladie au sombre pronostic, à laquelle les patients succombent après trois ou quatre jours de léthargie; observée à Vienne, la Nona est caractérisée par une sorte d'insuffisance du pouvoir de réaction des malades contre l'intense prostration qui détermine la grippe. Sous l'influence de ce défaut de force se produit la somnolence prolongée du coma final.

Ces symptômes surviennent chez ceux qui ont repris des travaux pénibles avant d'être entièrement rétablis de leur grippe.

D'où vient le nom ? Nona en Italien veut dire grand-mère—mais dans le sens de vieille de femme,de sorcière: ce serait une sorcière qui vous endormirait.

Plusieurs femmes russes nous ont dit qu'en Russie il y a la même légende que celle qu'on trouve du reste dans plusieurs pays et dans le nord de l'Italie.

Une sorcière approche du malade et parvient à le toucher du bout du doigt, sa mort est certaine. Mais si la sorcière manque son but la guérison est assurée.

Selon d'autres, Nona viendrait de Nona la neuvième heure canonique.

Noma. — Gangrène de la bouche, assez commune chez les enfants chétifs, à la suite de la rougeole.

Elle s'annonce par une petite ulcération qui siège à la face interne de la joue, ulcération qui gagne en surface en quelques jours. La bouche est le siège d'une salivation abondante, la salive est accompagnée de lambeaux gangrenés; l'haleine est horriblement fétide.

Traitement — Cautérisation au fer rouge de la partie gangrenée, lotions désinfectantes contre la fétidité de l'haleine; cette maladie est le plus souvent mortelle.

Nostalgie. — Cette maladie consiste dans la pensée exclusive et continuelle de retourner dans le pays où l'on est né et de revoir les lieux témoins de son enfance et des premières émotions ressenties, c'est *ce qu'on appelle souvent* le mal du pays.

Noyé. — Individu asphyxié par submersion.

Secours à donner aux noyés. — Placer le malade dans un lit chaud sur le côté droit; débarrasser le nez et la bouche des mucosités: faire respirer par le nez de l'acide sulfureux, de l'ammoniaque, frictions sèches, briques chaudes, fers chauds, lavements irritants, salés ou vinaigrés (125 grammes de sel ou de vinaigre pour un lavement). Quand la respiration est rétablie, vins généreux, potions éthérées ou alcoolisées; s'il y a des nausées, un vomitif.

Nyctalopie. — Faculté de distinguer les objets à une faible lumière ou pendant la nuit, avec impossibilité de supporter le grand jour. Elle tient à la dilatation exagérée ou au resserrement de la pupille, à des taies sur la cornée à des opacités du cristallin, à un défaut de pigment de la choroïde, etc.

Traitement suivant la cause.

Nymphomanie. — Névrose génitale chez la femme. Elle est caractérisée par l'exaltation de l'appétit vénérien, une sensation d'étranglement, une sécrétion plus ou moins abondante d'urines claires et de mucosité vaginale.

Traitement. — Hydrothérapie, application de sangsues aux parties génitales, affusions froides.

Nystagmus. — Oscillation latérale de l'œil, continue ou momentanée, avec difficulté de regarder fixement les objets; c'est un symptôme commun dans certaines altérations du système nerveux,

O

Occlusion intestinale. — Il y a occlusion intestinale lorsqu'il existe un empêchement à ce que les matières et les gaz suivent leur cours dans leur direction naturelle.

L'invagination, surtout chez les enfants, cause cet état ; alors l'intestin s'invagine, dès que cette pénétration s'est produite, il y a congestion, tuméfaction, inflammation, péritonite.

Odontalgie. — Douleur violente accompagnant la carie dentaire.

Traitement. — Cautérisation de la carie au nitrate d'argent, au chlorure de zinc, etc.

Odontome. — Tumeur d'apparence osseuse faisant saillie au bord extérieur de l'os maxillaire et provenant d'un arrêt de développement de la dent.

Traitement. — Ouvrir la tumeur et en extraire la partie dure.

Œdème. — Gonflement sans chaleur ni douleur, cédant à la pression du doigt et en conservant quelques instants l'empreinte.

L'œdème est un symptôme qui se produit dans un grand nombre de maladies : chlorose, anémie, maladie de cœur, etc.

Œsophagite. — Inflammation de l'œsophage se produisant par l'ingestion de liquides trop chauds ou de substances corrosives : acides, iode, etc.

Omphalocèle. — Hernie ombilicale.

Onanisme. — Attouchements répétés des organes génitaux; habitude vicieuse menant ceux qui s'y livrent à l'abrutissement, à l'idiotisme.

Onglade, onyxis, ongle incarné. — L'ongle du gros orteil semble rentrer dans la chair, qui forme un bourrelet enflammé sur le bord de l'ongle.

Traitement. — Ablation de l'ongle par divers procédés, cautérisation au nitrate d'argent, au perchlorure de fer, etc.

Onychose. — Déformation avec inflammation de la matrice de l'ongle.

Ophryte. — Inflammation des paupières avec suppuration partielle ou totale.

Ophtalmie. — Inflammation du globe de l'œil et de la conjonctive.

On en distingue un grand nombre : l'ophtalmie peut être aiguë, chronique, purulente, diphtérique (avec formation de fausses membranes sur le globe de l'œil), blennorrhagique.

Traitement. — Collyre au sulfate de zinc, 10 centigr. pour 30 gr. d'eau, compresses d'eau boriquée très chaude, collyre au tannin, 2 0/0.

Du reste, le traitement varie suivant la cause.

Orchite. — Inflammation des testicules qui accompagne la blennorrhagie ou les maladies infectieuses, scarlatine, variole, oreillons, etc.

Elle est caractérisée par une rougeur, une chaleur et une douleur très vive aux testicules.

Traitement. — Suivant la cause.

Oreillons. — Gonflement et inflammation de la glande parotide et du tissu cellulaire ambiant, gonflement qui se produit ordinairement d'un seul côté du cou qui se gonfle et devient très douloureux.

Cette maladie s'accompagne souvent de fièvre épidémique, elle dure 7 à 8 jours.

Traitement. — Entretenir la chaleur, cataplasmes émollients sur le cou.

Organicisme. — Doctrine de Rostan dans laquelle on admet que tous nos organes peuvent être primitivement malades indépendamment les uns des autres, et qu'il est impossible qu'un seul et même traitement convienne dans toutes les circonstances, et qu'il doit non seulement varier, mais quelquefois être opposé.

Ostéite. — Inflammation du tissu osseux, inflammation se produisant chez les sujets jeunes et scrofuleux pour une cause même très légère : choc, coup, croissance, et pouvant amener des abcès des os, de la nécrose, de la carie, de l'hypertrophie du tissu osseux.

Traitement. — Repos absolu, immobilisation du membre malade, badigeonnages de teinture d'iode, etc.

Ostéocope (douleur). — Douleurs qui semblent avoir leur siège dans les os même et sont plus vives la nuit.

Ostéomalacie. — Maladie des os, surtout des os longs, qui deviennent mous, spongieux, se courbent, se déforment.

Les urines sont troubles et chargées de sels de chaux, les douleurs sont vives dans le squelette.

La maladie est mortelle à plus ou moins longue échéance et à peu près sans remède.

Ostéome. — Tumeur osseuse qui se forme plus généralement sur les os, mais quelquefois apparaît dans les autres tissus.

Otalgie. — Douleur aigüe à l'oreille, douleur d'origine nerveuse.

Traitement. — Liniment au chloroforme dans l'oreille, huile éthérée, etc.

Otique. — Médicament et phénomème qui se rapportent à l'oreille.

Otite. — Inflammation de la membrane muqueuse de l'oreille. L'otite est externe quand elle ne dépasse pas la membrane du tympan ; l'otite interne a son siège dans la caisse et dans la trompe d'Eustache. L'otite peut être aigüe ou chronique. L'otite aigüe, très douloureuse, amène des maux de tête, des élancements et se termine par un écoulement de pus ; l'otite chronique, peu douloureuse, est souvent liée à la scrofule ou à une autre maladie générale.

Traitement. — Otite aigüe, injection d'huile phéniquée dans l'oreille, instillation de cocaïne, etc.

Otite chronique : traitement suivant la cause.

Otorrhée. — Ecoulement qui se produit par l'oreille dans l'otite chronique.

Ovariotomie. — Opérationqui consiste à faire à l'abdomen une ouverture plus ou moins considérable, afin d'enlever un ovaire malade.

Cette opération est surtout usitée dans les kystes de l'ovaire.

Ovarite. — Inflammation aigüe de l'ovaire, fréquente à la suite des accouchements, s'annonçant par une douleur plus ou moins vive dans l'excavation du bassin, douleur s'exagérant à l'époque des règles. Si la trompe est enflammée en même temps que l'ovaire, la maladie prend le nom d'ovario-salpingite.

Traitement. — Onction mercurielle sur le côté malade, vésicatoires volants ; s'il se forme un abcès, l'ouvrir ou y injecter de la teinture d'iode.

Oxalurie. — Dépôt d'oxalate de chaux dans l'urine, gravelle blanche.

Traitement. — Usage des eaux minérales alcalines.

Oxyure. — Ver rond de l'ordre des nématoïdes, son corps est cylindrique et de couleur blanche ; le mâle est long de 2 millimètres 1/2, la femelle est beaucoup plus longue, elle a 9 à 10 millimètres.

Les oxyures se développent souvent chez les enfants en nombre très considérable ; ils habitent le gros intestin, particulièrement le rectum ; ils sortent par l'anus, surtout le soir ; ils causent en général de vives démangeaisons et peuvent déterminer des affections nerveuses : éclampsie, épilepsie, chorée.

Traitement. — Lavement à l'eau froide, avec une cuillerée à bouche de glycérine, eaux sulfureuses, etc.

Ozène. — Odeur fétide exhalée par les fosses nasales, symptôme qui complique souvent le corysa chronique d'origine scrofuleuse.

Traitement. — Lavage du nez avec de l'eau tiède contenant 2 0/0 de chlorate de potasse et 5 0/0 de glycérine.

P

Pachyméningite. — Epaississement des enveloppes du cerveau, les méninges, à la suite d'hémorrhagie, de méningite.

Pœdiatrie. — Partie de la médecine qui s'occupe des maladies des enfants.

Pâles couleurs. — (Voir *Chlorose*).

Palpitation.— Battements désordonnés du cœur, sorte de spasme douloureux du cœur, quelquefois sans changement dans la force et le rythme des battements. Les palpitations sont le plus souvent d'origine nerveuse.

Traitement. — Digitale, applications froides sur la région précordiale.

Paludéen. — Qui se rapporte aux marais. Fièvres paludéennes, fièvres dues aux émanations marécageuses.

Pambotano. — Arbrisseau du Mexique, de la famille des légumineuses mimosées dont l'écorce est employée contre la fièvre intermittente et les accidents paludéens.

Panaris.— Tumeur phlegmoneuse, sorte d'abcès qui se développe dans un point quelconque des doigts ou des orteils.

Traitement. — Au début : onguent mercuriel ; enduit de collodion ; maintenir la main levée et appuyée sur l'épaule opposée.

Pannus. — Maladie de la cornée qui se recouvre d'une sorte de voile vasculaire.

Papier antiseptique. — Papier non collé ou hydrophile qui devient la base ou l'excipient de toute une série de pansements.

Les papiers à l'iodoforme, au sublimé, à l'acide phénique, à l'acide borique sont employés en guise de compresses, de bandelettes sous formes pleines ou scarifiées, fenestrées à l'emporte-pièce.

Papilloma. — Variété de cancer de la peau ou des muqueuses caractérisée par l'augmentation de volume, l'induration, l'épaississement des papilles de la peau ou des muqueuses.

Papule. — Petite élevure cutanée solide ne contenant ni pus ni sérosité.

Paracentèse. — Ponction que l'on fait à l'abdomen ou au thorax pour évacuer le liquide qui s'y est accumulé dans l'ascite, la pleurésie, etc.

Paralysie. — Abolition ou diminution des mouvements volontaires ou involontaires, ou de la sensibilité.

La paralysie est appelée hémiplégie, quand elle attaque seulement une moitié du corps ; paraplégie quand elle affecte la moitié inférieure, etc.

Paralysie générale. — Nom donné à une maladie qui est un affaiblissement lent et graduel de toute l'économie, à un état qui est souvent précédé d'une excitation du cerveau ou de la moelle. Il y a des périodes d'arrêt et de suspension fort longues dans cette maladie ; le malade finit par s'affaiblir, s'épuiser et tomber dans un marasme, triste précurseur de la mort. Cette affection est précédée ou accompagnée d'aliénation mentale, de monomanie des grandeurs et très rarement de délire des persécutions ; la durée totale de la maladie peut être d'une quinzaine d'années.

Traitement. — Electricité, sulfate et arséniate de strychnine 4 à 6 granules, d'un 1/2 milligramme en 24 heures, brucine, nitrate d'argent, friction de benjoin sur la colonne vertébrale.

Paraphimosis. — Etranglement du gland par l'ouverture trop étroite du prépuce. (Voir *Phimosis.*)

Paraplégie. — Paralysie attaquant seulement les membres inférieurs.

Parasite. — Animal qui vit aux dépens de la substance d'un autre.

Parésie.— Paralysie légère.

Parotidie.— Inflammation de la glande salivaire placée au-dessous de l'oreille, la parotide. (Voir *Oreillons*).

Paroxysme. — Arrivée au plus haut degré des symptômes caractéristiques d'un accès.

Parturition.—Accouchement naturel.

Pathie. — Terminaison d'un grand nombre de mots et signifiant souffrance. Névropathie, souffrance des nerfs, etc.

Pectoriloquie. — Changement de timbre de la voix à l'auscultation. La voix semble sortir à travers les parois du thorax. C'est souvent un indice de cavernes dans les poumons.

Pelade. — Affection contagieuse de la peau, appelée aussi Alopécie, caractérisée par une chute très rapide des cheveux et des poils. Cette affection règne en ce moment, d'une manière épidémique, dans les casernes et dans les établissements d'instruction,

Mesures pour empêcher la propagation :

Les péladiques seront séparés pendant les classes et isolés pendant les récréations.

Pour préserver les sujets sains, les contacts immédiats seront évités en obligeant les péladiques à maintenir leur tête couverte.

L'échange de coiffure, cause fréquente de transmission, sera sévèrement interdit. Les objets de toilette du malade lui seront exclusivement réservés ainsi que sa literie, spécialement les oreillers et les traversins.

Les parties malades seront lavées tous les matins, avec soin, à l'eau chaude. (Décision ministérielle, avril 1890).

Traitement individuel.— Raser le cuir chevelu, frictionner les parties malades avec une décoction chaude de bois de Panama ou une eau savonneuse, pratiquer des frictions de baume de Floraventi, additionné de teinture de cantharide, teinture de noix vomique, onction avec une pommade au soufre et au turbith.

Peliose.—Eruption cutanée de petites taches arrondies rouges ne disparaissant pas sous le doigt ; cette éruption s'accompagne ordinairement de douleurs articulaires.

Pellagre. — Erythème se montrant au printemps avec

troubles digestifs et nerveux. Diminution des forces à la suite de diarrhées, la folie se déclare et le malade succombe après des accidents cachectiques.

Cette maladie ne règne que dans une zone géographique limitée, chez les populations qui mangent du maïs avancé, où il s'est produit un alcaloïde toxique : la pellagrazéine.

On ne l'a jamais observé dans les autres régions et dans les autres pays en dehors de cette zone.

Pelvipéritonite. -- Inflammation du péritoine et du bassin. (Voir *Péritonite.*)

Pemphigus. — Bulles volumineuses, jaunâtres, transparentes, suivies d'ulcérations plus ou moins profondes et se montrant à la plante des pieds, surtout chez les enfants nouveaux-nés.

C'est un signe de syphilis héréditaire ou de cachexie.

Traitement.— Bains légers, purgatifs, aspersion de poudre d'amidon.

Pendaison. — Suspension du corps qui est abandonné à son propre poids et retenu par un lien noué autour du cou.

La mort peut survenir facilement à la suite de suspension incomplète, les pieds et une partie du corps touchant le sol.

Traitement.— Le même que dans l'asphyxie.

Percussion. — Méthode d'exploration par laquelle une impulsion imprimée à un organe ou aux parois d'une cavité, produit un son, ou un degré de résistance propre à faire juger de l'état matériel de la partie qu'on explore.

Perforation. — Ouverture accidentelle se produisant dans la continuité des tissus par suite de lésions externes ou internes, ex. : perforation de l'intestin, de l'estomac, etc.

Péricardite.— Inflammation de l'enveloppe séreuse du cœur, le péricarde.

Les signes locaux de la péricardite, sont : 1° une douleur plus ou moins vive au-dessous du mamelon, douleur augmentant par la pression, la toux, la respiration ; 2° un changement dans le timbre et le rythme des battements du cœur.

Traitement. — Vésicatoire sur la région du cœur, calomel à doses fractionnées, opium, toniques.

Périnéorraphie. — Suture du périnée quand celui-ci

a été déchiré à la suite d'un accouchement laborieux.

Périodicité. — Aptitude de certains phénomènes à se produire à des époques régulières et fixes.

Périostite. — Inflammation du périoste, cette couche blanche, fibreuse, qui enveloppe l'os de toutes parts. (Voir *Ostéite*.)

Péritonite.— Inflammation du péritoine.

La péritonite éclate parfois dans le cours de maladies aigües : scarlatine, fièvre typhoïde; à la suite de coups sur l'abdomen, d'indigestion, de refroidissement et de couches.

Symptôme : la péritonite débute par une douleur abdominale, très vive, limitée au début et qui se généralise ensuite à tout l'abdomen. Les vomissements, la constipation et le tympanisme apparaissent ensuite.

Traitement. — Laxatifs légers, onctions mercurielles sur le ventre, opium à la dose de 15 à 30 centigrammes toutes les heures.

Pérityphlite. — Inflammation du tissu qui entoure le cœcum. La pérityphite est commune chez les petits garçons et provoque souvent des abcès à l'aine droite.

Pernicieuse (fièvre).— Forme grave de la fièvre paludéenne, elle peut prendre divers caractères, être comateuse, syncopale, à forme typhoïde, etc., elle est toujours grave : le malade ne vit guère au-delà du troisième accès.

Traitement. — Sulfate de quinine à haute dose.

Perte. — Signifie vulgairement un écoulement quelconque. La perte utérine est une hémorrhagie utérine : les pertes blanches sont synonymes de leucorrhée.

Pour les pertes séminales, voir *Spermatorrhée*.

Perversion. — Passage de l'état normal à l'état anormal.

Il y a perversion de l'appétit, des sens, etc.

Peste. — Maladie épidémique et contagieuse, endémique dans certains pays et caractérisée par des boutons et des anthrax. La fièvre est intense, la mort est rapide.

La dernière épidémie de peste en Europe régna dans le milieu du XVe siècle; elle vint d'Asie et ravagea l'Europe et l'Afrique.

Pétéchie. — Petites taches rouges dues à un petit

épanchement sanguin et qui se montrent souvent à la peau dans le cours des maladies graves.

Petite vérole.— (Voir *Variole.*)

Phagédéniques (ulcères). — Ulcères qui s'étendent et gagnent les parties voisines ; ils ont souvent pour point de départ un chancre et se cicatrisent difficilement.

Traitement.—Cautérisation au fer rouge, pansement à la poudre d'iodoforme.

Pharyngite. — Inflammation de la muqueuse du pharynx. (Voir *Angine.*)

Phimosis. — Resserrement de l'ouverture du prépuce au devant de l'extrémité de la verge.

Le phimosis est souvent congénital ; il est bon de remédier de bonne heure à ce vice de conformation par l'opération dite du phimosis qui consiste à exciser un morceau du prépuce, de façon à obtenir une ouverture suffisante pour que le gland puisse être découvert.

Phlébite. — La phlébite peut frapper tous les points du système veineux ; mais elle atteint surtout les veines de la moitié sous-ombilicale du corps et particulièrement les veines des jambes.

Les phlébites ont pour causes ordinaires : les plaies, les fractures, les reins et aussi des lésions externes, l'épithélioma, l'accouchement et les néoplasmes malins.

Dans ces cas la phlébite a reçu le nom de phlegmatia alba dolens.

Les veines de la moitié inférieure du corps sont superficielles ou profondes, les unes cachées dans la cavité du bassin, les autres logées dans l'interstice de la cuisse ou de la jambe, ou bien d'autres rampant dans l'épaisseur de ces mêmes muscles.

La phlébite n'atteint presque jamais la totalité de ces veines et surtout ne les envahit pas en même temps.

Les conséquences de la phlébite des membres inférieurs, sont des accidents infectieux ; œdème, suppuration, douleurs violentes, arthrites variées, accidents causés à distance par un caillot transporté par le courant circulatoire dans une autre région du corps et allant obstruer un vaisseau ; c'est l'embolie.

La phlébite, comme vient de le montrer M. Verneuil,

peut aussi déterminer des difformités du pied ou des orteils qu'on peut rapporter à deux formes de pied bot: l'équin et le varus.

Phlébolithe. — Incrustations calcaires qui se rencontrent parfois dans les veines variqueuses.

Phlegmasie. — Etat inflammatoire accompagné de fièvre, s'applique surtout à l'inflammation des organes intérieurs.

Phlegmatia alba dolens. — Gonflement aigu et douloureux des membres inférieurs dont les femmes sont quelquefois atteintes à la suite de couches. (Voir *Phlébite*.)

Phlegme. — Synonyme d'humeur; ce mot n'est plus employé.

Phlegmon. — Inflammation du tissu cellulaire. Le phlegmon peut être superficiel ou profond, simple quand il est limité comme étendu, diffus quand il tend à gagner les parties environnantes.

Le phlegmon est caractérisé par de la rougeur, de la chaleur, de la douleur à la partie attaquée, de l'œdème des parties environnantes. Il se termine généralement par la suppuration.

Traitement.— Saignée, sangsues, bains locaux, onctions à l'onguent mercuriel. Quand le pus apparaît, incisions multiples, aider à la sortie du pus et panser comme une plaie ordinaire.

Phlyctène. — Petites vésicules formées par l'épiderme soulevé, remplies de sérosités et ressemblant comme aspect aux ampoules.

Phocomélie. — Etat produit par un arrêt de développement des membres; les bras ou les jambes, ou bien encore les uns et les autres très courts ressemblent à ces organes chez les phoques.

Phosphène. — Image lumineuse qui se produit quand le globe de l'œil est comprimé, ou reçoit un choc.

Photophobie. — Horreur pour la lumière. C'est un symptôme qui se présente dans toutes les affections de nature inflammatoire de l'œil.

Phymatose.—Affection tuberculeuse.

Pian. —Maladie des régions tropicales des deux continents dans laquelle le corps se recouvre d'excroissances d'une nature spéciale.

Pica. — Perversion de l'appétit; appétence pour des substances non alimentaires, synonyme de malacia.

C'est souvent un symptôme de grossesse qu'on rencontre aussi dans la chlorose.

Pied bot. — Déformation permanente du pied par suite de luxations congénitales, de rétraction des tendons, de paralysie et d'atrophie des muscles. Suivant les muscles rétractés, on distingue quatre sortes de pieds-bots : 1° *varus*, le pied dans la marche s'appuie sur son bord externe ; 2° *équin*, le pied s'appuie sur la pointe des orteils qui se recourbent quelquefois ; ces deux sortes de pieds-bots sont généralement combinés ; 3° *valgus*, le pied repose sur son bord interne ; 4° *talus*, le pied s'appuie sur son talon ; ces deux derniers genres se combinent aussi.

Pied plat. — Aplatissement de la surface plantaire ; le bord interne du pied appuie plus fortement sur le sol que le bord externe, d'où impossibilité de faire de grandes marches.

Pinguicula. — Petite tumeur arrondie, dure, de la grosseur d'un grain de chénevis, qui se développe sur la conjonctive oculaire, ordinairement entre le grand angle de l'œil et la cornée.

Elle disparaît seule.

Pituite. — Vomissement peu abondant, blanc, jaunâtre ou verdâtre se produisant généralement le matin à jeun.

Symptôme d'alcoolisme.

Pityriasis. — Affection de la peau, connue sous le nom de dartre volante,et caractérisée par de petites taches rosées suivies de desquamation.

Traitement. — Lotions de la liqueur deVan Swieten, d'eau blanche, pommade au calomel à 1 0/0, bains alcalins.

Plaie. — Solution de continuité des parties molles. On divise les plaies en : 1° Piqûres, plaies produites par un instrument pointu ; 2° coupures, plaies produites par des instruments tranchants ; 3° plaies contuses, produites par un instrument contondant : massue, balle, etc.

Traitement. — Arrêter l'hémorrhagie si elle est trop abondante, compresses trempées dans un liquide antiseptique.

Le traitement varie du reste suivant la nature des plaies.

Pléthore. — Surabondance de sang dans les vaisseaux ; elle se traduit par des phénomènes congestifs.

Traitement. — Saignée, diurétiques, etc.

Pleurésie. — Inflammation de la plèvre, caractérisée par un point de côté s'exagérant dans l'inspiration, de la fièvre et certaines modifications de la respiration qui sont reconnues à l'auscultation.

Traitement. — Diurétiques, scille, digitale, ouverture du thorax pour l'écoulement du liquide (thoracenthèse).

Pleurodynie. — Point de côté causé par une névralgie intercostale.

Traitement. — Sinapismes, application de teinture d'iode sur le point affecté.

Plique. — Maladie dans laquelle les cheveux s'épaississent, deviennent gras, onctueux et rendent, quand on les coupe, une matière huileuse, et même du sang, selon certains auteurs ; mais le fait est douteux.

Cette maladie règne surtout en Pologne.

Pneumatocèle scrotale. — Tuméfaction diffuse ou circonscrite du scrotum, due à la présence de gaz infiltrés, emphysème des bourses et de la tunique vaginale. Deux formes : 1re aériforme, simplement gazeuse, bénigne ; 2e bactérienne, très grave.

Pneumatose. — Accumulation de gaz dans une cavité du corps et plus particulièrement dans les intestins.

Pneumonie. — Inflammation des poumons. Cette maladie débute par un frisson unique, un point de côté, exagéré par la toux, des crachats ambrés, puis sanglants.

Traitement. — Vésicatoire, sulfate de quinine, digitale, caféine.

Pneumothorax. — Epanchement d'air dans la plèvre, survenant généralement à la suite de lésion des poumons et des bronches qui laissent passer l'air qu'ils contiennent dans l'enveloppe du poumon, la plèvre.

Podagre. — Goutte occupant les pieds.

Poison. — Substance toxique qui, introduite en quantité suffisante dans l'économie par la respiration, l'ingestion, ou l'absorption cutanée, provoque la mort.

Traitement. — Vomitif, purgatif, puis contre-poison suivant la substance.

Pollution. — Emission de la liqueur séminale en dehors du coït. La pollution est diurne ou nocturne ; souvent répétée, elle affaiblit beaucoup l'individu.

Traitement. — Hydrothérapie, bains de mer, toniques, amers, ferrugineux, opiacés.

Polype. — Animaux à corps mou, spongieux ; par analogie on a donné ce nom à certaines tumeurs bénignes, végétantes, de volume variable et présentant une apparence de polype.

Polyphagie. — Appétit excessif.

Polysarcie. — Accumulation de graisse dans les tissus, embonpoint exagéré.

Polyurie. — Augmentation anormale dans la sécrétion de l'urine.

C'est un symptôme qui accompagne certaines néphrites, le diabète, etc.

Ponction. — Action de plonger un trocart dans une cavité naturelle ou accidentelle pour évacuer le liquide qui y est contenu.

Pott (mal de). — Maladie d'une ou plusieurs vertèbres, appelée ainsi du nom du chirurgien qui l'étudia le premier. C'est une ostéite vertébrale, souvent d'origine tuberculeuse.

Cette maladie est caractérisée par de la douleur à la colonne vertébrale ; au point attaqué une déformation anguleuse détermine l'attitude particulière du malade : la colonne vertébrale s'immobilise.

Traitement. — Repos horizontal, régime anti-scrofuleux ; on a conseillé l'extension, un appareil plâtré, etc.

Pourriture (d'hôpital) — Gangrène qui se produit dans les plaies et les ulcères quand l'air est vicié dans les hôpitaux.

Traitement. — Cautérisation au fer rouge. A l'intérieur, alcool, quinquina, toniques.

Préparations dangereuses. — Mélanges explosifs : hypophosphite de soude, lactate de fer et chlorate de potasse ; acide chromique et glycérine ; chlorate de potasse, glycérine et perchlorure de fer ; teinture d'iode et ammoniaque.

Presbytie. — Conformation de l'œil pour voir de loin ; se corrige par des verres convexes.

Priapisme. — Tension forte et douloureuse au pénis.

Traitement. — Lotions froides, bains frais, camphre, belladone à l'intérieur.

Procidence. — Chute d'une partie ; rectum, vagin, etc. Procidence, en accouchement, signifie la présentation, à la vulve, d'une partie du fœtus qui ne devait pas s'y présenter : bras, main, pied, etc.

Prodrome. — Symptôme avant-coureur d'une maladie, état intermédiaire entre la santé et la maladie.

Prolapsus. — Relâchement d'une partie quelconque : matrice, vagin, luette, etc.

Pronostic. — Jugement que porte le médecin sur la durée et la terminaison de la maladie.

Prophylaxie. — Ensemble de précautions ayant pour but de prévenir l'invasion de la maladie.

Protozoaire. — Terme employé pour désigner des animaux de structure très simple ; à la limite inférieure, l'animal se confond avec la plante.

On a donné souvent aux protozoaires le nom de zoophytes.

Prurigo. — Eruption cutanée, consistant dans l'éruption de papules très peu saillantes, et présentant la même couleur que la peau, mais ayant comme caractère principal de produire une démangeaison intolérable. Elle récidive facilement.

Traitement. — Emplâtre d'huile de foie de morue, frictions avec l'alcool camphré, etc.

Prurit. — Démangeaison incommode accompagnant certaines affections de la peau, et même se produisant en dehors de toute éruption.

Traitement. — Lotion chaude au sublimé au 1/000, onction avec de la vaseline, de la lanoline, etc.

Pseudarthrose. — Fausse articulation qui se forme entre les bouts d'os fracturés, qui ne se sont pas réunis.

Psoriasis. — Eruption cutanée d'origine parasitaire.

C'est une maladie chronique ; elle se présente sous la forme de plaques plus ou moins étendues, formées d'élevures solides, souvent recouvertes de sortes d'écailles qui tombent et sont remplacées par d'autres.

Traitement. — Onction avec le glycérolé d'amidon, frictions à l'huile de cade, bains sulfureux.

Arsenic à l'intérieur.

Psychiatrie. — Traitement des maladies mentales, depuis peu ce mot est souvent détourné de son sens primitif et s'applique à toutes les maladies soignées et guéries par l'hypnotisme et la suggestion.

Sens ancien encore employé : traitement des maladies de l'esprit. Sens nouveau : traitement des maladies par l'esprit même du malade.

Ptérygion. — Repli triangulaire formé par la conjonctive, et s'avançant vers la cornée dont il couvre une partie plus ou moins grande.

Traitement. — Excision du lambeau avec cautérisation de la plaie produite.

Ptosis. — Chute de la paupière, provenant à la suite de paralysie du nerf releveur de la paupière.

Ptyalisme. — Emission exagérée de salive, crachottement continuel.

C'est un symptôme qui se produit souvent dans les deux premiers mois de la grossesse.

Traitement. — Gargarismes astringents avec un peu de tannin et de miel rosat.

Puériculture. — Science de l'élevage des enfants ; mot nouvellement introduit dans certains ouvrages d'hygiène et dans plusieurs traités de pédagogie.

Puerpéral. — Qui a rapport à l'accouchement et à ses suites.

Fièvre puerpérale, fièvre qui se déclare aprè l'accouchement, débute par un frisson violent. La température devient haute, le ventre est douloureux, les symptômes diffèrent suivant les malades.

Traitement. — Sulfate de quinine, alcool, café, toniques, extrême propreté, lavages fréquents de l'utérus au moyen de liquides antiseptiques.

Punaisie. - Nom vulgaire de l'ozène.

Puanteur venant du nez et souvent consécutive à un coryza scrofuleux, ou à une mauvaise conformation du nez.

Traitement. — Lavage à l'eau phéniquée, insufflations d'acide borique, de camphre, etc.

Pupille (Maladies de la). — La pupille est l'ouverture centrale par laquelle entrent et passent les rayons lumineux qui vont peindre sur la rétine l'image des objets extérieurs.

Elle peut se dilater ou se contracter, et, selon ses états, elle éclaire le médecin dans le diagnostic de certaines maladies.

Elle est sujette à un grand nombre d'affections. Elle peut être détruite par des suppurations répétées; alors on fait une pupille artificielle. On peut faire également une pupille artificielle aux personnes qui ont perdu la vue par des cicatrices ou des taches blanches.

Purpura. — Hémorrhagie sous-cutanée présentant divers aspects : taches rouges, plaques rosées, noirâtres, ecchymoses, etc.

C'est un symptôme qui apparaît dans différentes maladies : ictère, scorbut, etc., à la suite d'émotions morales vives, de décomposition du sang, dans la chlorose, etc.

Traitement. — Suivant la cause.

Pus. — Humeur formée de sérum, tenant en suspension des globules blancs (leucocytes). Le pus se forme à la fin de la période d'inflammation dans les plaies, abcès, ulcères, etc.

Pustule. — Eruption cutanée, caractérisée par un petit bouton qui suppure au sommet.

Pustule maligne, charbon, maladie observée chez l'homme et provenant du contact de la peau ou des muqueuses avec le sang, la chair, la peau, les déjections d'animaux atteints de maladie charbonneuse (sang de rate).

Au point affecté se forme d'abord une tache rouge qui devient pustuleuse, avec sommet noirâtre ; les tissus se tuméfient et s'indurent autour de la pustule, et la mort survient par empoisonnement du malade si on laisse la maladie évoluer.

Traitement. — Injection de teinture d'iode, d'eau phéniquée forte dans les tissus indurés. Incision cruciale et cautérisation avec le fer rouge ou les caustiques.

Putride (fièvre). — Nom donné autrefois à la fièvre typhoïde.

Pyélite. — Maladie des reins, inflammation de la muqueuse qui tapisse la partie interne du rein.

Il y a du pus dans l'urine.

Traitement. — Diète lactée, bains de vapeur térébenthinée, eau de Pougues.

Pyohémie. — Altération du sang, présence de pus dans les vaisseaux sanguins:

Pyrexie. — Elévation de température causée par la fièvre.

Pyromanie. — Monomanie incendiaire.

Pyropuncture. — Piqûres de feu employées comme révulsifs, à la peau, dans un grand nombre de maladies, et faites au moyen d'un instrument nommé thermo et galvano-cautère.

Pyrosis. — Sensation brûlante resssentie à l'estomac et à la gorge, sensation souvent accompagnée de nausées, de renvois, de faim excessive et de vomissements aqueux.

Traitement. — De la dyspepsie acide, alcalins, bicarbonate de soude, eau de Vichy, etc.

Q

Quassia amara. — Plante du groupe des simaroubées, et de la famille des rutacées (dicotylédonée), dont le principe actif est la quassine qui s'emploie en macération, 10 gr. par litre, ou en poudre, 1 à 2 grammes par jour.

Quarte (fièvre). — Une des formes de la fièvre paludéenne. Les accès reviennent tous les 4 jours, laissant entre eux deux jours d'intervalle, sans fièvre. C'est la forme la plus tenace de la fièvre intermittente.

Traitement. — Sulfate de quinine et quinquina.

Quinte. — Se dit en parlant de la toux et est synonyme d'accès, quinte de toux.

R

Rachialgie. — Douleur vive le long de la colonne vertébrale, tel est le coup de barre qui précède la fièvre jaune, etc.

Rage. — Maladie nerveuse communiquée par la morsure des animaux à l'homme.

La rage présente 3 périodes : 1° période d'excitation ; 2° période de perversion avec hallucination, délire, etc ; 3° période d'affaissement, le malade succombe dans le coma.

Traitement. — Faire saigner la plaie, la sucer, la cautériser ; pendant l'incubation, inoculation de Pasteur. Au moment de l'invasion, hydrate de chloral à haute dose jusqu'à 25 gr. par jour.

Râle. — Bruit produit par l'air traversant les mucosités accumulées dans le larynx ou les poumons.

Ce sont des bruits anormaux qui voilent le murmure respiratoire ou le re placent. Le râle prend divers caractères : râle muqueux, crépitant, sibilant, etc.

Ramollissement. — Diminution de la cohésion d'un organe.

Le ramollissement cérébral es une affection du cerveau et de la moelle, venant à la suite de troubles de la circulation.

Le sujet est frappé de paralysie, l'intelligence et le mouvement s'affaiblissent graduellement.

Raphanie. — Synonyme d'ergotisme ou feu de Saint-Antoine.

Rasorisme. — Du nom de Rasori, médecin italien du XIXe siècle ; doctrine du contre-stimulisme, dans laquelle on admet que la santé est le résultat de deux forces également actives mais opposées, s'équilibrant ; le stimulus et le contre-stimulus. Dans toute maladie, il y a excès ou défaut ; dans le premier cas il faut un contre-stimulant, dans le second un stimulant.

Rash. — Eruption qui dans la variole précède la véritable éruption des pustules varioleuses.

Réactif. — Tout corps servant à faire ressortir les caractères du corps avec lequel on le mélange.

Les réactifs de l'urine les plus employés sont : l'acide azotique et l'acide acétique qui servent à reconnaître la présence de l'albumine ; la liqueur de Fehling qui sert à reconnaître la présence du sucre, etc.

Réduction. — Opération qui consiste à remettre à leur place les fragments d'os brisés ou les os luxés.

Reflexes (mouvements). — Se dit de certains mouvements automatiques et involontaires qui succèdent à certaines excitations.

Règles. — (Voir menstruation).

Régurgitation. — Action de rejeter par gorgées les aliments qui surchargent l'estomac.

Résection. — Action de couper, de réséquer des portions malades d'un os, en conservant le segment qui fait suite à cette partie enlevée, et en ménageant autant que possible le périoste.

Résolution. — Cessation de l'inflammation d'un tissu et retour à l'état normal sans que la suppuration se produise.

Résorption. — Disparition lente d'un liquide épanché dans une cavité naturelle ou accidentelle.

Rétention (d'urine). — Accumulation d'urine dans la vessie.

Peut dépendre de la paralysie de la vessie, d'un obstacle au cours de l'urine, de pressions opérées par les organes voisins de la vessie, par des tumeurs, par des inflammations ou des rétrécissements de l'urèthre.

Symptômes. — Pesanteur et douleur dans la région de la vessie, fièvre violente, la rétention devient mortelle si l'on n'y porte remède.

Traitement. — Sonder la vessie ou la ponctionner, s'il est impossible d'introduire la sonde.

Rétinite. — Inflammation de la rétine.

Elle s'accompagne de rétrécissement de la pupille, de sensation de tension dans le globe de l'œil, d'horreur de la lumière, etc.

La rétinite se produit dans un grand nombre de maladies : diabète, leucocythémie, albuminurie, syphilis.

Traitement. — Suivant la cause.

Rétroversion (de la matrice). — Déviation et renversement en arrière de la matrice, se produit surtout dans la grossesse.

Révulsion. — Ce mot signifie dans l'ancienne médecine l'action de diriger une humeur vers une partie autre que celle où elle se portait et dont elle produisait l'inflammation. Vomitifs, purgatifs, vésicatoires, etc.

Rhagades. — Fissures, ulcérations étroites se produisant à l'anus.

Rhinite. — Inflammation de la muqueuse nasale, synonyme de coryza.

Rhumatisme. — Mot s'appliquant à une foule de douleurs variables, quant à leur nature et leur siège. Les rhumatismes attaquent le plus souvent les articulations, mais on les trouve encore dans les muscles, les viscères (rhumatismes du cœur, de l'estomac, etc), le rhumatisme peut être aigu ou chronique.

Les rhumatismes sont ordinairement héréditaires.

Traitement. — Dans le rhumatisme aigu, salicylate de soude à haute dose, 6 gr. par jour, sulfate de quinine.

Rhumatisme chronique, iodure de potassium, bains alcalins, eaux minérales.

Rhume. — Nom vulgaire de la bronchite aigüe et de la laryngite aigüe.

Rigidité. — Défaut de souplesse, raideur, rigidité cadavérique, durcissement des muscles après la mort, phénomène se produisant 12 à 24 heures après le décès et cessant quand la décomposition commence.

Roséole. — Eruption cutanée consistant en petites taches roses ressemblant beaucoup à celles de la rougeole.

On distingue 3 sortes de roséole :

1° La roséole, maladie épidémique et contagieuse avec fièvre, très bénigne, qui dure 3 ou 4 jours.

2° La roséole médicamenteuse qui survient par l'ingestion de certaines substances : iodures, bromures.

3° La roséole syphilitique, un des premiers accidents de la syphilis ; ces deux dernières roséoles ne sont pas accompagnées de fièvre.

Rougeole. — Maladie contagieuse, surtout à la période d'invasion et d'éruption, endémique partout, avec recrudescence épidémique très courte.

L'incubation dure une dizaine de jours ; *l'invasion* est caractérisée par un catarrhe du nez, des yeux, de la gorge, la toux est rare et sèche ; *l'éruption* survient du 4e au 5e jour, elle présente des taches rosées en forme de croissant, elle se montre d'abord au visage, mais n'envahit jamais la peau tout entière. La maladie est ordinairement bénigne, quelquefois cependant la maladie prend une forme grave : formes hémorrhagique, typhoïque, etc.

Traitement. — Hygiénique surtout, garder la chambre, régime doux.

Rumination. — (Voir méryeisme).

Rupia. — Bulles aplaties qui s'ulcèrent et se couvrent de croûtes noirâtres. (Voir syphilides bulleuses).

S

Saccharine. — Peligot avait donné ce nom à un produit obtenu par l'action de la chaux sur le glucose.

Aujourd'hui on désigne sous ce nom l'anhydro-ortho sulfamine-benzoïque ou par abréviation le sulfite benzoïque extrait du goudron de houille.

Sanie. — Matière purulente fétide qui coule des ulcères et des plaies.

Sarcine. — Plante dure et transparente appartenant au groupe des algues.

Cette plante est de très petite dimension, elle est composée d'un très petit nombre de cellules et se trouve souvent dans l'estomac et les intestins dans le cas de dilatation, de diarrhées chroniques.

Sarcocèle. — Tumeur du testicule.

Sarcome. — Toute tumeur ou excroissance ayant une apparence charnue.

Sarcophagie. — Régime se composant exclusivement de viande.

Sarcopte. — Genre d'araignées du groupe des acarus qui a pour type le sarcopte de la gale, qui est la seule cause de la gale. (Voir gale).

Saturnin. — Qui a rapport au plomb et à ses composés. Colique saturnine, coliques de plomb; paralysie saturnine, paralysie causée par le maniement du plomb ; maladies saturnines, maladies qui se déclarent chez les ouvriers qui manient le plomb, la céruse, le minium, la litharge, les minerais de plomb.

Satyriasis. — Exaltation morbide des organes génitaux chez l'homme, penchant à répéter l'acte vénérien.

Traitement. — Lotions froides, bains.

Scarification. — Petite incision superficielle faite avec un bistouri ou une lancette pour dégorger les tissus enflammés.

Scarlatine. — Maladie infectieuse, d'origine parasitaire qui débute après une période d'incubation très courte, par des frissons, du mal de tête ; le deuxième jour paraît l'éruption qui consiste en points rouges, qui se présentent à la poitrine, au cou, puis au visage et à tout le corps et sont remplacées bientôt par de larges plaques rouges violacées. La scarlatine s'accompagne souvent de maux de gorge, d'albumine dans les urines, elle est souvent suivie d'angines graves et de rhumatisme.

Traitement. — Régime lacté dès le début, surveiller la température, bains tièdes si elle devient trop haute.

Schéma. — Figure qui montre la disposition générale d'un appareil ou d'un organisme en faisant abstraction des détails.

Sciatique ou goutte sciatique. — Névralgie du nerf sciatique ou inflammation de ce nerf.

La sciatique est caractérisée par une douleur vive qui part de la fesse, s'étend sur le bord externe de la cuisse, la jambe et le pied ; cette maladie est tenace, récidive souvent et amène quelquefois l'amaigrissement du membre attaqué.

Traitement. — Sulfate de quinine à haute dose, vésicatoire en lanière le long d'un trajet douloureux, iodure de potassium et bromure de potassium à haute dose et continués longtemps.

Sclérémie. — Endurcissement du tissu cutané du nouveau-né. Le corps devient froid, gonflé, violacé.

Cette maladie laisse peu d'espoir de guérison.

Sclérose. — Endurcissement morbide du tissu, se joint ordinairement au nom de l'organe attaqué.

Artério-sclérose, endurcissement des artères.

Cérébro-sclérose, endurcissement de la masse cérébrale.

Scolex. — Phase par laquelle passent certains animaux inférieurs vers, polypes, avant de devenir des animaux sexués.

Scoliose. — Déformation de la colonne vertébrale qui se dévie latéralement et prend la forme d'un S.

Traitement. — Gymnastique, surtout mouvements raisonnés des bras.

Scorbut. — Maladie qui a pour symptômes principaux un affaiblissement des forces musculaires, une tendance aux hémorrhagies, une altération des gencives, de l'œdème des membres. Cette maladie sévit surtout sur les vaisseaux quand les hommes sont privés depuis longtemps d'une nourriture fraîche.

Traitement. — Bon régime, légumes frais et verts, fruits acides, amers et ferrugineux.

Scorpion (piqûre du). — La piqûre est inoffensive dans le midi de la France, tandis qu'elle peut donner la mort dans la haute Egypte; par contre, en Algérie, les scorpions passent pour ne point faire de mal.

Scotome. — Maladie de la rétine dont une partie devient insensible, d'où diminution de l'étendue du champ visuel.

Scrofule. — Groupe d'affections inflammatoires des ganglions lymphatiques, du tégument externe, des muqueuses du tissu cellulaire sous-cutané, des os et des articulations, affections qui se distinguent par leur tendance à la chronicité, leur résistance au traitement. La scrofule est un vice constitutionnel, une diathèse.

Traitement. — Exercice, habitation saine, bains de mer, préparations iodées et ferrugineuses.

Scrofulide. — Maladie cutanée qui se rapporte à la scrofule.

Pustules, ulcérations, lupus, etc.

Scrofulose. — Ensemble des manifestations de la scrofule.

Scybales. — Matières fécales dures et arrondies.

Sébacées (tumeurs). — Tumeur causée par l'inflammation des glandes sébacées : loupe, tanne, steatome.

Sédatif. — Synonyme de calmant.

Sémiotique. — Etude des signes, partie de la médecine qui traite des signes des maladies.

Septicémie. — Altération du sang par des matières putrides.

Serpigineux (ulcères). — Se dit d'ulcères qui s'étendent et gagnent comme en serpentant.

Sibilant (râle). — Sifflement aigu que l'on entend dans toute l'étendue de la poitrine, dans la bronchite.

Simulées (maladies). — Ensemble de symptômes que l'on produit par des moyens artificiels pour s'exempter de remplir certaines obligations du service militaire.

Somatique. — Qui appartient, qui se rapporte au corps.

Somnambulisme. — Etat nerveux particulier dans lequel, pendant le sommeil, on répète, sans s'en rappeler au réveil, les actes qu'éveillé on a coutume de faire. C'est le somnambulisme naturel. Le somnambulisme artificiel est une manière d'être, provoquée par des passes dites magnétiques, par la fixation d'objets brillants, etc. La sensibilité générale est modifiée, il y a exaltation de certains sens et production de phénomènes variables suivant la volonté du magnétiseur.

Souffle (bruits de). — Modification morbide des sons qui se produisent dans les cavités du cœur et dans les vaisseaux, par suite de dilatation du cœur, de rétrécissements ou de relâchements des orifices qui laissent passer le courant sanguin.

Spasme. — Contraction involontaire des muscles, surtou de ceux qui ne sont pas soumis à l'empire de la volonté.

Spermatorrhée (pertes séminales). — Lallemand, qui a beaucoup étudié cette affection, a constaté un grand nombre de désordres à la suite des pertes séminales. On peut ramener tous ces désordres aux suivants : troubles cérébraux entraînant des désordres gastro-intestinaux, faiblesse générale, anéantissement.

Traitement. — Repos, réparation, sommeil.

Spermatozoaires ou spermatozoïdes. — Corps filiformes mobiles qui se trouvent en grande quantité dans le sperme des animaux et présentent dans chaque espèce des caractères particuliers de volume et de forme.

Sphacèle. — Gangrène des tissus succédant parfois à leur inflammation.

Spina bifida — (*Voir* hydrorachis).

Spina ventosa. — Tumeurs des os qui se présentent surtout à la main, qui se déforme et présente des nodosités de volume variable.

Spleen. — Mot anglais signifiant rate. Cette maladie, qui a pour symptôme principal une tristesse profonde, se rapproche de l'hypocondrie.

Squirrhe. — Tumeur cancéreuse dure, indolente, à marche lente.

Staphylome. — Maladie de la cornée caractérisée par la convexité exagérée de la cornée distendue par l'humeur aqueuse.

Steatome. — (*Voir* loupe et tanne).

Stomatite. — Inflammation de la muqueuse buccale.

Cette inflammation peut être de cause externe, brûlure par des liquides trop chauds, tabac, etc.

Elle peut être de cause interne, ingestion de substances toxiques, etc.

Traitement. — Eloigner la cause. Collutoire au miel rosat, au borate de soude, potion au chlorate de potasse.

Strabisme. — Difformité des yeux qui s'écartent l'un de l'autre et ne peuvent jamais regarder le même point

Traitement. — Section des muscles de l'œil. (Strabotomie).

Strophantus, Strophantine. — Substances employées dans les maladies du cœur.

Subdélirium. — Délire peu prononcé.

Subluxation. — Luxation incomplète d'une articulation.

Sudamina. — Petites vésicules arrondies et transparentes qui apparaissent, sans rougeur de la peau, dans le cours de plusieurs maladies aigües ou chroniques, et particulièrement dans la fièvre typhoïde. C'est un symptôme peu important.

Suette. — Maladie éruptive qui a régné épidémiquement dans l'Hérault, et est caractérisée par une fièvre vive, une éruption vésiculeuse, des sueurs abondantes.

Traitement. — Sulfate de quinine, purgatifs au début, aérer la chambre, toniques.

Suggestion. — Production d'une impression ayant pour but de déterminer chez le sujet auquel on s'adresse la sensation, l'idée ou l'acte correspondant à cette impression.

Grâce à la suggestion hypnotique on peut guérir certains états nerveux maladifs. Ainsi on peut communiquer au malade des idées gaies ou tristes. M. Charcot a pu obtenir chez les hypnotisés, des élévations de température localisées, des vomissements, de la polyurie, de l'anurie, des sueurs,et dans ces derniers jours on a provoqué l'apparition extra-mensuelle des règles venues déjà normalement et certains phénomènes du début de la secrétion lactée, entre autres la turgescence des seins avec écoulement d'un liquide séro-muqueux.

On peut donc, en résumé : faire fonctionner les organes comme on veut, mais cette méthode ne réussit pas chez tout le monde, et ce moyen thérapeutique dans beaucoup de cas et de circonstances ne peut pas être employé.

Nous avons cru devoir dire un mot de la suggestion et de l'hypnotisme, parce que nous avons souvent indiqué ce moyen de traitement,à propos d'un grand nombre de maladies.

Surdité. — Abolition plus ou moins complète de l'ouïe.

Sulfonal. — Mot composé de trois mots très abrégés et dont le sens serait incompréhensible si nous n'en donn ons pas l'étymologie : soufre, acétone et chloral, trois mots réunis en un. Ce corps résulte de la combinaison de l'éthylsulfurique et de l'acétone avec élimination d'une molécule d'eau.

Administré à la dose d'un granule de 3 grammes, il provoque, trois heures après son ingestion, chez les personnes atteintes d'insomnie nerveuse, un sommeil calme,réparateur de sept à huit heures sans suites fâcheuses; il s'élimine par les urines sous forme d'acide sulfonique.

Suppression. — Suspension d'une évacuation habituelle, menstrues, flux hémorrhoïdal, etc.

Suppuration. — Formation de pus à la suite d'une inflammation des tissus.

La suppuration s'annonce par de légers frissons et l'affaiblissement de la douleur.

Surmenage. — Fonctionnement exagéré ayant pour conséquence la fatigue. La fatigue musculaire produit la courbature, elle est due à l'épuisement de la fibre musculaire vivante et à l'encombrement de celle-ci par les débris de la fibre musculaire détruite, la créatine et autres produits.

Surmenage intellectuel. — Dans le surmenage intellectuel, la cellule cérébrale s'épuise et le cerveau s'encombre par le fonctionnement excessif de cholestérine et de, leucine non éliminées; c'est pour ainsi dire une courbature cérébrale.

Suspension. (Traitement par la) — Dans ce traitement, on utilise le poids du corps pour allonger ou redresser la colonne vertébrale ou bien encore pour exercer une traction sur la moëlle.

Employée dans les déformations du rachis depuis longtemps, elle a été essayée l'année dernière avec quelque succès dans le traitement de certaines maladies nerveuses, particulièrement dans l'ataxie locomotrice.

(Voir Ataxie locomotrice, tabe dorsal, maladie de Friedreich).

Sycosis. — Maladie parasitaire de la peau, caractérisée par l'apparition de petites pustules, qui apparaissent surtout sur le menton et la lèvre supérieure.

Traitement. — Pommade au soufre.

Synalgie. — Algie veut dire douleur, la synalgie c'est la douleur sympathique, la répercussion douloureuse à distance d'une douleur vraie.

La connaissance des reflexes jointe à l'étude de l'anatomie par l'action physiologique des vasomoteurs, dilatateurs et constricteurs, explique ces phénomènes.

Le médecin seul peut savoir sur quel point il doit agir, le médicament local n'agissant pas sur le point de départ de l'affection.

Synchisis. — Affection chronique et non douloureuse de l'œil, caractérisée par l'apparition de petites étincelles qui se balancent devant l'œil, et sont visibles quelques secondes.

Syncinésie. — Mouvements involontaires reflexes se produisant synchroniquement, c'est-à-dire simultanément dans le même temps, se produisant, disons-nous, en même temps qu'un autre mouvement volontaire ou reflexe dans une partie du corps plus ou moins éloignée du centre du premier mouvement.

Syncope. — Perte plus ou moins complète de connaissance et de sensibilité ; synonyme de faiblesse, d'évanouissement, etc.

Synovite. — Inflammation des bourses séreuses qui enveloppent le tendon des muscles lors de son insertion sur l'os.

Traitement. — Repos, compression, badigeonnage de teinture d'iode.

Syphilide. — Eruptions d'origine syphilitique qui se produisent à différentes périodes de la maladie, sur la peau et les muqueuses.

On en distingue un grand nombre :

1° S. érythémateuse, roséole.

2° S. papuleuse, plaques muqueuses.

3° S. pustuleuse, impétigo, syphilitique, etc.

4° S. squammeuse, psoriasis syphilitique, etc.

5° S. tuberculeuse, imitant les ulcérations tuberculeuses.

6° S. bulleuse, pemphigus, rupia.

La syphilis a envahi toute la pathologie et créé de toutes pièces des maladies spécifiques de tous les organes.

De là, pour le traitement, il est indispensable au médecin de savoir si une maladie est d'origine syphilitique.

Syphilis (Bacilles de la). — D'après Lutsgarden ce sont des bâtonnets offrant une grande ressemblance avec ceux de la lèpre et de la tuberculose.

Syphilis héréditaire. — On y rapporte aujourd'hui un grand nombre d'affections.

Syphilis rénale. — Néphrite syphilitique, d'origine syphilitique.

La syphilis joue un grand rôle dans les maladies viscérales, cérébrales, pulmonaires, hépatiques, rénales.

On y rattache l'ataxie locomotrice, la paralyxie générale, plusieurs formes d'encéphalite et de myélites. Il y a même une phtisie, une broncho-pneumonie et des néphrites syphilitiques.

Syringomyélite. — Maladie de la moëlle épinière, caractérisée symptomatiquement par des troubles divers de la sensibilité avec atrophie musculaire progressive ; c'est une dégénérescence inflammatoire et néoplastique des éléments qui entourent le canal central.

Cette maladie a été longtemps confondue avec l'athrophie musculaire progressive de Duchène de Boulogne, la sclérose amyotrophique de Charcot ; souvent elle offre des analogies frappantes avec la pachyméningite cervicale, la maladie de Moreau, la lèpre trophonévrotique ; l'hystérie ellemême, grande simulatrice de toutes les maladies, prend quelque fois l'allure de la syringomyélite.

Une analyse détaillée et critique des symptômes différenciels et spéciaux de ces maladies, permet au médecin expérimenté de faire le diagnostic.

Syphilis des nourrices (la). — Syphilis pouvant se communiquer à l'enfant.

Syphilis des nourrissons. — Syphilis pouvant se communiquer à la nourrice.

Syphilis des verriers. -- Les ouvriers qui soufflent le verre sont réunis par trois, chacun souffle alternativement dans un grand tube appelé canne où il applique ses lèvres, si l'un des trois a des lésions buccales, il communique son mal aux deux autres et la contagion ne tarde pas à sortir de la fabrique pour infecter le ménage : femme, enfants ; les victimes de cette épidémie sont cependant de mœurs irréprochables.

Ne soyons donc pas si sévères envers tous les syphilitiques.

Syphilis vaccinale. — Syphilis donnée par le vaccin. L'Académie de médecine a posé en principe que les vaccinations devraient désormais être faites exclusivement à l'aide de vaccin de génisse.

Syphilomie. — Tumeur molle se produisant à la période tertiaire de la syphilis.

Systole. — Le cœur présente deux sortes de mouvements : un mouvement de contraction, la systole ; un mouvement de dilatation, la diastole.

T

Tabe. — Mot employé pour désigner la consomption venant à la suite de maladies de la moëlle épinière; il désigne aussi l'ataxie.

Tache. — Altération circonscrite de la couleur de la peau, sans élevure, ni dépression.

Taches de rousseur (voir éphélides).

Taches de vin (Voir nœvus).

Tachycardie. — Accès de palpitation cardiaque avec fréquence habituelle du pouls, c'est un des principaux symptômes du goître exophtalmique.

Tanne. — Petite tumeur causée par l'accumulation du produit de la sécrétion des glandes sébacées. On peut en faire sortir par la pression une matière grasse d'apparence vermiforme et qui n'est que la sécrétion sébacée accumulée dans la glande.

La tanne est de la même nature que la loupe.

Tarentule. — Espèce d'araignée qu'on trouve principalement à Tarente (royaume de Naples). La morsure causait, croyait-on à tort, une maladie nerveuse nommée tarentisme, se rapprochant de la chorée actuelle. (Danse de Saint-Guy).

Teigne. — Ce mot a servi autrefois à désigner un grand nombre d'affections très diverses : l'herpès, l'eczéma, l'impétigo, le pitiryasis. On donne aujourd'hui le nom de teigne à une affection de la peau, contagieuse, occupant spécialement le cuir chevelu, mais pouvant se montrer sur tout le corps et caractérisée par le développement de végétaux parasites microscopiques, l'achorion Schonleinii.

Synonymes. — Teigne faveuse, favus, porrigo favosa ou lapinosa.

Température. — Degré de chaleur qui règne dans le corps.

La température de l'homme est de 37° à 37° 5 ; cette température s'élève quand la fièvre se produit, s'abaisse dans certaines maladies. Il est important en médecine de connaître ces variations de température.

On a imaginé à cet effet des thermomètres spéciaux qui se placent ordinairement dans le creux de l'aisselle et qu'on y laisse dix minutes environ.

Ténesme. — Sensation douloureuse qui se produit dans la région de l'anus, avec envie constante d'aller à la selle.

Le ténesme se produit dans les hémorrhoïdes, la dysentérie, etc.

Traitement. — Lavements chauds, bains.

Ténia. — Nouvelle orthographe de l'Académie pour le mot *tœnia* (voir *tœnia*).

Formule contre le tœnia infantile.

Huile éthérée de fougère mâle.	6 gr.
Calomel	0 gr. 50.
Sucre en poudre	15 gr.
Gélatine	9 gr.

Avant de faire prendre cette préparation à l'enfant, on le nourrit, pendant deux jours exclusivement, d'aliments liquides, de lait, de potage épais.

Ténopathie. — Affection des tendons, ténopathie saturnine, maladie causée par une intoxication saturnine, c'est-à-dire par le plomb.

Tératologie. — Les monstruosités ne sont pas dues au hasard, elles ont pu être ramenées à des lois. (Voir les différentes anomalies chez le fœtus).

Il y a sur l'origine de l'homme deux théories, la première, abandonnée, l'emboîtement ; la seconde, l'épigénèse.

Dans la théorie de l'emboîtement, on croyait que le premier homme contenait en lui tous les êtres à venir, et que chacun de ces êtres était un homme microscopique complet.

Dans la héorie de l'épigénèse, l'embryogénie a démontré que, dès la fécondation de l'ovule, le germe subit une transformation incessante, l'ovule fécondé se segmente en 2, 4, 8 parties, etc, et prend l'aspect d'une mure (morula) puis des feuillets se forment, et,en se repliant, donnent naissance aux organes ; l'embryon semble traverser toutes les formes de la série animale avant d'arriver à l'état d'homme. S'il y a arrêt dans le développement d'une des parties de l'être humain, il naîtra un monstre, c'est-à-dire un être qui n'a pas complètement évolué. Le nombre de ces arrêts de développement est très grand, il y peut y avoir monstruosité par excès ou par défaut. Exemple : le bec de lièvre. Il y a arrêt, à un moment donné tous les embryons humains ayant le bec de lièvre.

Terpine. — Employée en thérapeutique comme succédané de la térébenthine. Modifie les sécrétions muco-purulentes des bronches et des voies urinaires.

Tétanos. — Maladie que plusieurs médecins contemporains regardent comme nous étant donné par le cheval, mais tout en ne rejetant point l'origine équine, nous devons admettre aussi les influences telluriques et climatériques.

Cette maladie est caractérisée par la tension convulsive et douloureuse des muscles : cet état de raideur produit pendant toute sa durée une immobilité absolue que ni la volonté du malade, ni les efforts d'autrui ne sauraient vaincre.

Souvent le tétanos débute par les muscles de la mâchoire, la rigidité se propage à la face, au cou, aux membres qui prennent des attitudes variées. On l'a attribué à diverses causes; au début de l'article, nous avons exposé le dernier état de la science.

Thérapie. — Synonyme de thérapeutique, entre dans un grand nombre de mots composés et veut dire traitement par : aérothérapie, traitement par l'air; hydrothérapie, traitement par l'eau; électrothérapie, traitement par l'électricité, etc, etc.

Thrombose. — Formation d'un caillot sanguin dans les vaisseaux ; ce caillot peut oblitérer le vaisseau attaqué, ou progresser dans ce vaisseau et arriver au poumon ou au cœur. (Voir embolie.)

Thrombus (de la vulve). — Epanchement de sang qui se produit dans le tissu lâche des grandes lèvres à la suite de chute sur ces parties, et plus souvent dans l'accouchement par le choc de la tête de l'enfant et la compression que la tête opère sur ces parties.

Traitement. — Si la tumeur formée par le sang épanché est trop volumineuse, l'inciser et la vider.

Tophus. — Tumeur dure formée de substances calcaires qui se déposent sous la peau, particulièrement aux orteils, aux doigts, plus rarement à la paupière, au pavillon de l'oreille, etc.

Ces dépôts sont fréquents chez les goutteux et chez les ouvriers intoxiqués par le plomb, etc.

Torticolis. — Douleur de nature inflammatoire ou rhumatismale se manifestant dans les membres du cou et forçant à tenir la tête inclinée sur le côté, en avant ou en arrière suivant le groupe de muscles affectés.

Traitement. — Frictions, redressements par des appareils orthopédiques, ou section des tendons et des muscles contractés.

Tourniole. — Panaris de nature bénigne, consistant en une pourriture superficielle qui fait le tour du doigt attaqué.

Traitement. — Bains locaux, onguent mercuriel.

Trachéotomie. — Opération chirurgicale consistant à produire une ouverture faisant communiquer la trachée avec l'air extérieur. On la pratique dans le croup, certaines angines et aussi pour l'extraction de corps étrangers introduits dans la trachée.

Trichocéphale. — Ver rond, très long, habitant chez l'homme surtout le colon et le cœcum où il forme des masses assez grosses. Ce ver est à peu près inoffensif.

Tuberculose. — Maladie constitutionnelle, une dans sa nature, mais variable dans ses manifestations.

Les inflammations et les granulations tuberculeuses qui caractérisent cette maladie peuvent apparaître dans tous les tissus et dans tous les organes.

Tumeur. — Production morbide, persistante, caractérisée par une tuméfaction limitée.

Les tumeurs liquides sont appelées des kystes.

Les tumeurs solides prennent différents noms suivant la nature du tissu qui les composent.

Typhoïde (fièvre). — (Voir fièvre typhoïde).

Typhus. — Maladie contagieuse, se développant surtout dans les grands rassemblements d'individus : camps, casernes, etc.

Elle est caractérisée par une fièvre violente et continue, de la stupeur, l'apparition de petites taches rosées plus nombreuses sur le tronc, du délire furieux.

Traitement. — Alcool, vin, opium, lait, thé noir, combattre la diarrhée par charbon de Belloc, 4 gr par jour en 8 fois.

U

Ulcère. — Plaie superficielle n'ayant aucune tendance à se cicatricer, et présentant un écoulement ou un suintement purulent.

Il y a un grand nombre d'ulcères, les principaux sont :

1° L'ulcère de l'estomac caractérisé par des douleurs vives, des vomissements de sang, et des selles sanglantes.

2° Les ulcérations de l'utérus qui accompagnent souvent les métrites et guérissent avec elles.

3° Les ulcères variqueux qui accompagnent les varices, assez faciles à guérir par le repos au lit, des bandelettes imbriquées de dyachylon appliquées sur l'ulcère, des compresses d'eau avec sulfate de cuivre 5 0/0.

Urémie. — Intoxication de l'économie se produisant subitement à la suite de troubles dans l'émission de l'urine.

Elle se produit dans les maladies des reins, de l'estomac, dans la dernière période du cancer à l'utérus.

Elle peut affecter plusieurs formes ; elle peut être accompagnée de nausées, de diarrhée violente, simuler des attaques d'apoplexie ou d'épilepsie.

Traitement. — Lavements purgatifs, diète lactée, bromure de potassium.

Urticaire. — Inflammation de la peau caractérisée par l'apparition de taches saillantes, rappelant celles que produit le contact de l'ortie et causant des démangeaisons violentes.

Cette éruption dure peu, mais se reproduit souvent chez les gens prédisposés. Certaines substances irritantes : moules, œufs de poissons, etc. peuvent aussi la produire.

Traitement. — Boissons rafraîchissantes, bains, et si l'urticaire est chronique, bains alcalins, lotions chaudes avec sublimé au millième, éviter les poissons, salaisons, etc.

V

Vaccine. — Affection produite chez l'homme par l'inoculation du vaccin, c'est-à-dire de la sérosité empruntée originairement aux pustules développées sur le pis des vaches atteintes du *cow-pox*. C'est probablement une maladie microbienne.

Vaginisme. — Sensibilité anormale du vagin qui rend le coït douloureux.

Traitement. — Dilatation au spéculum de l'ouverture vaginale.

Vaginite. — Inflammation de la muqueuse vaginale.

Traitement. — Injections chaudes, bains fréquents.

Valgus équin. — Déformation du pied, résultant de combinaison du pied équin avec le valgus.

Vapeurs. — Phénomènes nerveux se rattachant à l'hystérie.

Varices. — Dilatation anormale des veines, commune surtout aux membres inférieurs.

Traitement. — Porter des bas à varices, bains fréquents. Lotions à l'alcool ou au vin aromatique.

Varicelle. — Eruption cutanée, ressemblant à la vas riole ; mais les vésicules arrivent bien plus vite à la suppuration dans la varicelle, et cette suppuration n'est pa accompagnée de fièvre.

Varicocèle. — Dilatation variqueuse des veines du scrotum et du cordon testiculaire.

La varicocèle est caractérisée par une tumeur molle, pâteuse, à nodosités, s'élevant du bord supérieur du testicule et s'étendant jusqu'au niveau du canal inguinal dans l'aine, où elle se prolonge souvent.

Traitement. — Porter un suspensoir, cautérisation, ligature, extirpation.

Variole. (Petite vérole). — Fièvre éruptive, très contagieuse, donnant lieu à des pustules qui, après avoir suppuré pendant une fièvre secondaire, se dessèchent et se terminent par de petites cicatrices vers la troisième, et quelquefois à la fin de la quatrième semaine.

On dit alors que les personnes sont grêlées.

Elle affecte plusieurs formes très importantes au point de vue du pronostic.

Nous allons les énumérer et faire connaître leur plus ou moins grande gravité.

1° Varioloïdes, atténuation de la fièvre suppurative.

2° Varioles discrètes, nombre restreint de pustules à la fois.

3° Varioles cohérentes, les pustules sont presque les unes contre les autres sans se confondre.

4° Varioles confluentes, la confluence ou réunion des pustules se fait dès le commencement de l'éruption.

5° Varioles hémorrhagiques d'emblée.

6° Varioles hémorrhagiques.

Les varioles confluentes et hémorrhagiques d'emblée, sont toujours mortelles.

Les varioles hémorrhagiques secondaires et cohérentes sont graves sans être toujours mortelles.

Les varioles discrètes peuvent devenir graves par certaines complications, mais elles guérissent presque toujours.

Les Varioloïdes guérissent toujours.

Eviter le contact des malades et des objets leur ayant servi.

Traitement. — Cautérisation des pustules, dès le début avec le crayon de nitrate d'argent ou par l'électricité.

Badigeonnage abortif, température très élevée.

Méthode expectante dans les complications nerveuses :

révulsifs, glace sur la tête ; dans la diarrhée, opium ; dans la complication pulmonaire, traiter la pneumonie ; dans la pleurésie cardiaque, traiter l'endocardite, les hémorrhagies ; il peut y avoir aussi des ulcérations de la cornée.

Varus Equin, Equin Varus. — Dans l'équin varus on trouve réunies les déformations de l'équin d'une part et du varus de l'autre, mais avec proéminence de l'équinisme dans l'autre variété, au contraire, dans le varus équin, il y a prédominance de l'inclinaison latérale du pied.

Varus (Pied). — Déformation latérale du pied, vice de conformation constitué par le changement de direction des os de la deuxième rangée, inclinés en dedans par rapport à ceux qui constituent la première.

Venin. — Liquide contenu chez certains animaux, les serpents surtout, dans des glandes, dites à venin, communiquant à des dents canalisées (serpent), ou à des aiguillons (abeille, guêpe).

Ces substances introduites dans les tissus par la morsure ou la piqûre produisent des accidents plus ou moins graves.

Traitement. — Venins des serpents, lavage de la blessure, cautérisation, potion ammoniacale et éthérée, potion au quinquina. Venin des abeilles, enlever l'aiguillon, laver la plaie avec une solution de permanganate de potasse au millième.

Vermifuge. — Remède ayant pour but de détruire les vers intestinaux. Santonine, mousse de corse, kousso, fougère mâle, etc.

Vers intestinaux. — Les vers se développent dans les intestins, mais toutes les espèces ne se développent pas dans les mêmes parties des intestins.

Les ascarides lombricoïdes appelés lombricoïdes parce qu'ils ressemblent à des vers de terre , au lombric, se développent dans l'intestin grêle, peuvent remonter jusque dans la bouche ; le malade tousse et si le ver s'engage dans la trachée, le malade peut mourir asphyxié.

Les oxyures à corps rond sont des helminthes. Ils déterminent à l'anus des démangeaisons insupportables. Point de départ d'accidents plus ou moins graves.

Nous avons un remède, que je n'ai jamais vu ne pas réussir.

Traitement. — Contre les ascarides, la santonine. Contre les oxyures, lavements à l'eau froide dans laquelle on a fait fondre de la glycérine. Nous avons souvent eu occasion de voir que les ascarides placés dans de l'eau contenant de la glycérine, gonflaient et éclataient ensuite.

Il y a aussi les tœnias ou vers solitaires. (Voir Ténia ou Tœnia).

Version. — Opération obstétricale qui a pour but de tourner l'enfant dans l'utérus pour modifier son mode de présentation pendant l'accouchement.

Vertige. — Tournoiement apparent des objets avec ou sans obscurcissement de la vue.

Le vertige est souvent d'origine nerveuse ; il peut être causé encore par une digestion imparfaite, des maladies de l'oreille, du cœur, etc.

Vésanie. — Mot appliqué à toutes les formes de la folie, sans en désigner une spécialement, voir : manie, monomanie, aliénation mentale.

Vésicant. — Insecte qui produit la vésication. De tous les insectes vésicants on ne connaît guère usuellement que la cantharide, qui produit des excitations d'une nature particulière. Ces insectes forment cependant une tribu assez considérable représentée dans toutes les parties du monde, elle se compose d'une cinquantaine de genres dont plusieurs connues, les Méloë et les cantharides comptant des centaines d'espèces.

Vésication. — Naissance de vésicules.

Vésicule. — Qui ressemble à une petite vessie.

Vices congénitaux de conformation des articulations. — Toute disposition anormale dans la forme, l'étendue, les rapports des surfaces articulaires ou des moyens d'union, existant au moment de la naissance et susceptible de donner naissance à des difformités ou à des troubles fonctionnels des articulations.

X

Xanthelasma. — Plaques jaunes des paupières.

Xanthose. — Matière d'un jaune safrané qui se trouve par plaques irrégulières dans le cancer.

Xérasie. — Maladie des cheveux et des cils qui les empêche de croître et les fait ressembler à un duvet recouvert de poussière.

Xérophagie. — Diète sèche. C'est la diète dans laquelle on s'abstient le plus longtemps possible de boire.

Xérophtalmie. — Ophtalmie sèche : la sclérotique a un aspect mat, elle est ridée autour de la cornée ; il y a suspension de la sécrétion lacrymale.

Xérotribie. — Friction sèche.

Xilofer. — Terme de gymnastique thérapeutique ; instrument pour élargir et dévelop per la poitrine des enfants.

Xonthome. — Molluscum sebaceum. Fibromo-lipomatode. Plaques jaunes disséminées sur toutes les parties du corps, principalement sur les joues, les paupières, la région dorsale du nez.

Saillie occupant la face interne des mains, la plante des pieds

Traitement. — Hydrothérapie, bicarbonate de soude 1 gr. par jour, eau de Pougues, de Vichy.

Z

Zeismé. — Nom donné à la pellagre, à l'entérite et à la folie produites par l'usage alimentaire du maïs altéré par le verdet.

Ce mot vient du mot zéa, synonyme de maïs.

Zimotique. — Maladie due à l'introduction d'un ferment dans l'économie. Nous n'avons pas à discuter ici l'origine de ce ferment. (*Voir* microbe, leucomaïne, ptomaïne, virus) venin qui offre un caractère de trouble et de dissolution comparable à la fermentation. Il y a des maladies zymotiques: nous citerons la variole comme exemple.

Zoanthropie. — Monomanie dans laquelle le malade se croit transformé en animal.

Zona. — Maladie de la peau caractérisée par des petites bulles, très douloureuses, remplies de sérosité jaunâtre; plus tard de couleur opaline elles se recouvrent ensuite de croûtes brunes; cette maladie siège sur un seul côté de la poitrine et ne dépasse point la ligne médiane.

Souvent une douleur de névralgie intercostale précède l'apparition des bulles qui se montrent toujours sur le trajet du nerf douloureux.

Traitement. — Percer les bulles, les laver ensuite à l'eau tiède, les saupoudrer d'amidon, de sous-nitrate de bismuth.

Contre les douleurs très vives, cataplasme laudanisé.

Zoobie. — Qui est dans le corps des animaux. Synonyme d'entozoaires.

Zoosperme. — Synonyme de spermatozoaire. Eléments anatomiques doués de mouvement propre jouant le rôle de corpuscules fécondantes et caractérisant le mâle.

Zoster. — Phlegmasie cutanée, synonyme de zona.

FIN

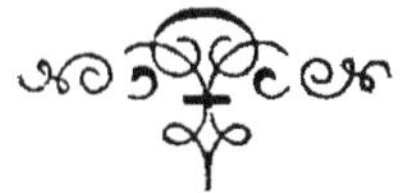

ABONNEMENTS :

France, 6 fr. par an. — Etranger, 8 fr.

BUREAUX :

16, rue de la Grange-Batelière, PARIS

P.-S. — Les abonnements sont reçus, **sans frais**, *à tous les bureaux de poste de France, de l'Algérie, de la Tunisie et de l'Union postale. On s'abonne également en envoyant mandat ou timbres-poste à l'Admisnitration du* **Journal de la Santé**, *16, rue de la Grange-Batelière, Paris.*

Opinion de la Presse

SUR LE

Journal de la Santé

« Pour être au courant des progrès des sciences d'hygiène et de médecine, il faut lire le Journal de la santé. Tout ce qui contribue au bien-être matériel, améliore la santé, évite les maladies et les guérit est relaté dans cette excellente publication hebdomadaire ». — (*Petit Journal, 29 novembre 1889*).

∴

« Il y a en France 29.775 communes qui n'ont pas de médecin. Pour remédier à cette situation un groupe de spécialistes dans un but humanitaire, vient d'organiser des consultations absolument gratuites par la voie du Journal de la Santé. Chaque abonné à cette excellente publication aura droit à cinquante deux consultations par an ». (*Le Soleil 19 Janvier 1890*).

.·.

« Le Journal de la Santé a été créé il y a huit ans par un groupe de savants pour faire pénétrer dans toutes les classes de la société les grands principes d'hygiène et de médecine. Sa lecture est instructive, attrayante et à la portée de tous. Dans tous les numéros on trouve un résumé de toutes les découvertes scientifiques, de tous les progrès réalisés en médecine. Un article spécial est consacré aux devoirs maternels de la femme et 12 à 14 autres articles traitent les grandes questions d'hygiène choisies parmi celles qui intéressent le grand public et qui sont d'une application presque quotidienne ». (*Petit Parisien 20 mars 1890*).

.·.

« Vulgariser la science de l'hygiène c'est le but que poursuit le Journal de la Santé. Son comité de rédaction est composé des célébrités de la presse scientifique et d'éminents spécialistes donnent aux abonnés des consultations par la voie du journal. » (*La petite Gironde 19 avril 1890*)

« Le Journal de la Santé, fournit à chacun les moyens les plus propres à prolonger son existence.

Les âges, les sexes, les saisons, les climats, la famille. le travail, la vie scolaire et domestique, la vie urbaine et morale, l'hygiène de l'estomac et des aliments, les soins de la toilette, les précautions contre les épidémies, l'éducation normale de l'enfance, etc. Tout y est passé en revue dans des causeries familières dues à nos plus célèbres spécialistes ». (*La Gironde 20 mai 1890*).

.·.

« Le Journal de la Santé est une publication de vulgarisation scientifique à fort tirage dirigée depuis sa fondation par M. Marc de Rossiény. C'est le plus répandu de tous les journaux d'hygiène et de médecine. Les rédacteurs sont recrutés parmi les chroniqueurs scientifiques les plus aimés du public. En 1889 son tirage moyen a été de 29.000 exemplaires par semaine ». (*Annuaire de la presse française 1890*).

En vente aux bureaux du **Journal de la Santé**
16, rue de la Grange-Batelière, Paris.

LES CONSEILS DU DR MARC

1 vol. in-18 de 222 pages, 11e édition

Prix : **3** fr. **50** (franco).

Renfermant plus de 500 préceptes d'Hygiène et de Médecine

Sous les rubriques : *la Famille, l'Alimentation, la Maison, les Vêtements, les Maladies et les Remèdes*, ces conseils classés par ordre alphabétique répondent à toutes les nécessités de la vie. La place de ce volume est marqué dans chaque foyer.

A notre époque de vie à la vapeur, le succès est au manuels courts, aux résumés succints contenant beaucoup de chose en peu de mots. Aussi ce petit volume qui résume toute uuə bibliothèque et qui, nous en sommes convaincus, contribuera plus à la diffusion de l'hygiène que de gros traités hérissés de mots techniques et qui ne sont pas à la portée de tous, a été des mieux accueillie.

L'art de vivre, traité complet d'hygiène et de médecine à l'usage des gens du monde par le Dr Huber Boëns. Prix 5 fr., franco 6 fr.

Dr E. Sève. — **Hygiène de la vieillesse**, 3 fr.

Journal de la Santé, année 1884, 1885, 1886, 1887. (très rare).... 100 francs.

—	—	Année 1888.........	8 —
—	—	Année 1889 (1er semestre)...........	6 —
—	—	Année 1889 (2me semest. broché)...	4 —
—	—	Année 1890 (1er semest. broché....	3 —

Dr E. Verrier. — **Hygiène de la 1re Enfance**. — 50 c.

IMPRIMERIE PICARDE

LÉON MOTTE, Dr-Gt

Amiens. — 71, Rue du Lycée. — Amiens

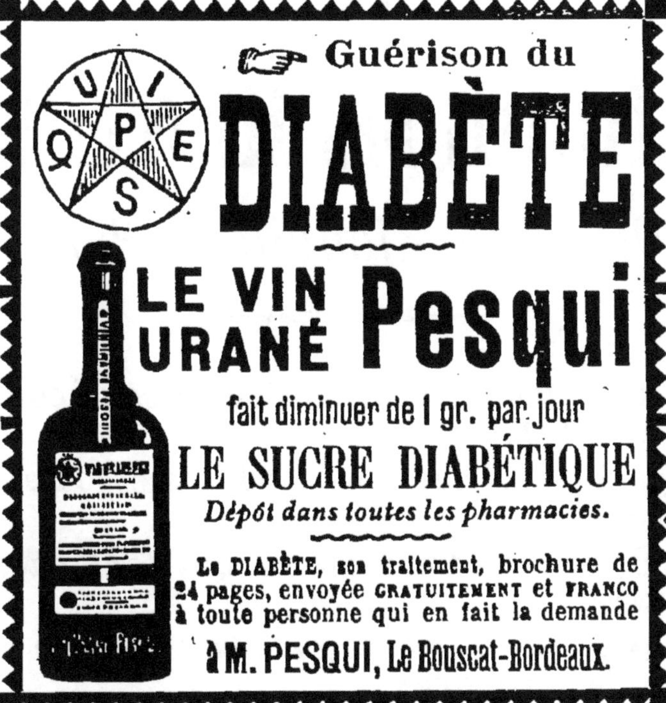

DIABÉTIQUES « *A M. Pesqui, le Bouscat-Bordeaux.* Veuillez m'envoyer dix autres bouteilles de **Vin Urané Pesqui**, dont jusqu'ici l'usage m'a été très favorable. Grâce à lui, en effet, j'ai pu passer les chaleurs torrides de cet été sans être altéré. Ce qui est encore plus appréciable, c'est que ma santé s'améliore beaucoup et que je me trouverai sûrement bien, en continuant votre **Vin** encore quelque temps.

» PROVOST, *chauffeur des chemins de fer,*
» à Corbeil (Seine-et-Oise). »

DIABÉTIQUES « *A M. Pesqui, le Bouscat-Bordeaux.* Je vous envoie le résultat du traitement de mon *Diabète* par le **Vin Urané Pesqui :** J'ai pris une première fois 9 bouteilles de ce vin : le sucre disparut à peu près. Il revint plus tard ; je pris cette fois 13 bouteilles : le sucre disparut entièrement. J'étais guéri et je laissai le régime.

» L'abbé A.-P. LAPLUIE,
» *chap. de la P., aumônier du Bon-Pasteur,*
» à Caudéran-Bordeaux. »

LA
BANQUE DES RENTIERS

96, Rue Richelieu, Paris

Exécute tous ordres de Bourse *sans courtage ni couverture;*

Organise et dirige tous syndicats et toutes participations;

Indique les combinaisons qui font gagner à la Bourse;

Avance sur titres jusqu'à 98 % de leur valeur au taux de la Banque;

Paie 10 % sur les fonds qu'elle reçoit en reports;

Fournit les moyens de doubler son revenu et même son capital;

Constitue toutes Sociétés et Commandites et fait toutes émissions;

Achète toutes valeurs dépréciées et tous usufruits, nues-propriétés et rentes viagères *plus cher que partout ailleurs;*

Donne tous conseils et renseignements quelconques;

Se charge *à forfait* de tous procès et poursuites;

Envoie gratuitement ses circulaires à toute personne qui le désire.

Adresse télégraphique : **Rentiers-Paris**

OBSERVATIONS CLINIQUES

Recueillies par le **Comité médical du Journal de la Santé**, dans le traitement des **Maladies de l'Estomac**, de la **Syphilis**, des **Maladies de la peau, Vices du sang, Scrofule, Eczéma, Maladies des femmes**, etc., etc.

Ces observations ont été soumises aux sommités de la médecine pour servir à l'étude de nouveaux médicaments qui enrichissent chaque jour la Thérapeutique, prennent peu à peu la place des anciens remèdes et constituent le progrès médical.

* * *

Indigestion. — La dame F..., âgée de 60 ans, était sujette à des indigestions fréquentes, provoquées par le moindre écart de régime, et parfois par un simple retard dans l'heure des repas. Ces indigestions étaient particulièrement douloureuses, s'accompagnaient de sensation de barre, de chaleur épigastrique, de rapport acides et fétides, de vomissements alimentaires et d'évacuations abondantes; les symptômes généraux devenaient graves parfois, le pouls etait faible, la respiration gênée, les douleurs de tête étaient intenses, une fois même il se produisit une congestion cérébrale simulant l'apoplexie. Tous les remèdes essayés n'avaient produit aucun effet. Le hasard fit connaître à Madame F... le digestif Holden, elle l'essaya, au bout d'un mois les indigestions étaient devenues moins fréquentes et moins douloureuses, depuis elles ont complètement disparu et les digestions sont normales.

Gastrite chronique. — Le sieur G..., [illegible] ans environ, était atteint de gastrite chronique. Les douleurs épigastriques étaient continuelles et exaspérées par les repas, l'inappétence était complète, la soif habituelle, la langue était rouge à la pointe, humide et présentant à la base des villosités roussâtres; les nausées et les vomissements bilieux se produisaient à intervalles rapprochées.

Le malade était sujet à une mélancolie profonde, il éprouvait souvent de la dyspnée et des vertiges. L'opium, la belladone et la morphine, qu'il employait d'une façon journalière, pour calmer ses crises stomacales, ne produisaient plus d'effet. Le médecin du sieur G..., lui conseilla le digestif Holden, dont il avait expérimenté bien des fois le bon effet. Aujourd'hui le sieur G..., digère d'une façon régulière, les vomissements et les nausées ne se produisent plus et l'état nerveux s'est remarquablement amélioré.

Gastralgie. — La dame B..., âgé de trente ans, souffrait depuis cinq ans, d'une névrose douloureuse de l'estomac. Les douleurs, toujours vives, et souvent atroces, se manifestaient surtout après les repas ; des sensations locales bizarres étaient éprouvées par la malade, l'appétit était normal, mais souvent perverti ; les vomissements étaient rares ; mais les rapports acides, le hoquet, la constipation, les coliques étaient des symptômes fréquents. Les selles étaient souvent liquides et sanguinolentes. Il se produisait parfois de l'ictère. La malade avait essayé en vain l'éther, la valériane, l'aconit, la morphine, essayant de tout, elle essaya du digestif Holden, l'effet fut immédiat et inespéré, au bout de huit jours de traitement, les crises gastralgiques avaient disparu comme par enchantement.

Dyspepsie enfantine. — Edouard T., âgé de 5 ans, fort bien développé pour son âge. et précédemment bien [illegible] de tempérament plutôt nerveux, vint, au mois de mai 1890, au dispensaire de la rue.... Le sujet présentait les symptômes caractérisés de la dyspepsie de la seconde enfance : appétit tour à tour nul ou exagéré, digestions douloureuses, constipation opiniâtre, inaptitude intellectuelle très grande, : il se plaignait de maux de tête persistants. Le caractère de cet enfant depuis 2 ou 3 mois, devenait irritable et capricieux. Le sommeil était agité et accompagné de terreurs nocturnes et de cauchemars. Différents remèdes avaient été essayés, le Digestif Holden fut administré au petit malade et parvint rapidement à régulariser les digestions et à fortifier la constitution.

Dyspepsie avec troubles bronchiques. — Le jeune Jules S., âgé de 4 ans, qui dans sa première enfance, avait été atteint de rachitisme et de gastro entérite, présenta de nouveau, vers l'âge de 4 ans, des troubles stomacaux marqués. La dilatation de l'estomac était énorme et se reconnaissait facilement à l'exagération du tympanesme abdominal et au bruit de clapotement, très perceptible en percutant légèrement la région de l'estomac. Il éprouvait en même temps des troubles respiratoires, mélangés à des signes d'irritation des bronches tels que toux, râles ronflants et sibilants, ces accidents augmentaient ou diminuaient selon que la digestion était plus ou moins difficile. On croyait à un commencement de tuberculisation. Le Digestif Holden fut employé régulièrement, et les accidents respiratoires cédèrent en même temps que l'estomac fut rétablit.

Erysipèle. — Chaque année, au printemps, la dame M... était atteinte d'un érysipèle de la face, aux manifestations inquiétantes ; les douleurs éprouvées par la malade, l'intensité de la fièvre, la déformation du visage, le délire suivi de prostation formaient tous les ans un ensemble de symptômes bien faits pour jeter l'effroi dans sa famille alarmée. Lassée de cette maladie périodique, elle essaya le spécifique du Dr Laban; des lotions furent faites toutes les deux heures sur les parties enflammées, lotions suivies d'application de couche épaisse d'un mélange de poudre d'amidon et d'acide salycilique mélangé au 1/9 ; la guérison fût rapide et l'érysipèle n'a plus reparu les années suivantes.

Leucorrhée de la ménopause. — La dame D... âgée de 53 ans, était, depuis la cessation de ses règles, atteinte de leucorrhée accompagnée de démangeaison aux parties génitales, démangeaisons qui se produisaient surtout la nuit et empêchaient la malade de dormir, l'appétit devenait capricieux, la face était pâle, les yeux languissants et cerclés de noir, le caractère était triste et irascible. Cette leucorrhée s'était établie d'une façon lente et progressive; elle inquiétait la dame D... et lui faisait craindre le développement d'une affection plus grave. Sur le conseil de son médecin elle fit une injection bi-quotidienne, le matin et le soir, injection suivie de l'introduction dans le vagin, d'un tampon d'ouate imbibée d'un mélange à partie égale de glycérine et de spécifique du Dr Laban ; deux cuillerées à bouche du même spécifique étant mélangées à l'eau d'injection. En 2 mois les flueurs blanches avaient disparu.

Abcès multiples des nourrissons. — Le jeune C..., envoyé par ses parents en nourrice aux environs de Paris, et y ayant été mal nourri, présentait, quoique jouissant d'une assez bonne santé, des abcès multiples du tissu cellulaire sous-cutané, siégeant de préférence au cuir chevelu, aux talons, aux coudes, et dans tous les points exposés au frottement. Ils apparaissaient sous forme de petites tumeurs fluctuantes, de volume variable, renfermant une quantité assez considérable de pus, guérissant rapidement mais récidivant sur une autre partie du corps. Des lotions, matin et soir, d'un mélange à partie égale d'eau boriquée et de spécifique du Dr Laban, et des soins minutieux de propreté du corps débarrassèrent en un mois, l'enfant de cette infirmité douloureuse.

Leucorrhée de la grossesse. — La dame C..., au deuxième mois de sa grossesse, vit apparaître des fleurs blanches abondantes. Les parties génitales laissaient écouler un liquide épais et crèmeux, formant sur le linge des taches blanchâtres et jaunâtres, qui l'empesait comme le ferait une solution d'empois ; cet écoulement déterminait encore une sensation de brûlure et de cuisson dans les voies génitales. Une jeune dame de sa connaissance, qui, dans une précédente grossesse, avait eu à subir le même inconvénient que la dame C..., indiqua à celle-ci le traitement qui l'avait guérie. Elle prenait chaque matin une injection légèrement tiède d'eau, mélangée à 2 cuillerées à bouche du Spécifique du Dr Laban.

Ecthyma. — La jeune K..., âgée de 8 ans et ayant été mal nourrie dans sa première enfance, présentait l'affection connue sous le nom d'ecthyma infantile, affection consistant en une éruption de pustules dépassant le diamètre d'une pièce de 50 centimes, arrondies et entourées d'une auréole d'un rouge foncé, se remarquant sur le cou, le tronc et les membres inférieurs. Ces pustules chez la jeune K... s'ouvraient et donnaient naissance à des ulcérations, qui laissaient après elle des cicatrices pigmentées. Ces pustules furent lotionnées toutes les deux heures avec un tampon d'ouate hydrophyle, imbibé de Spécifique pur du Dr Laban, lotions suivies de l'application de compresses imbibées de ce même Spécifique. On administrait en même temps, à l'intérieur, de l'huile de foie de morue et de l'Extrait du Dr Morell. Les pustules disparurent sans laisser de cicatrice et ne se renouvelèrent pas.

Syphilis cérébrale.—Le sieur X..., d'une constitution robuste, d'une excellente santé habituelle, avait été pris subitement, à la suite de céphalées nocturnes violentes, de troubles du côté de la vision; le malade voyait des mouches, des tâches qui se modifiaient de mille manières. Peu à peu, la vue se troublant de plus en plus, le malade devint complètement aveugle. En même temps qu'il fut plongé dans un état comateux profond.

L'altération rapide de la constitution du malade, survenue dans l'espace de quelques jours seulement, fit penser à la syphilis le médecin qui le soignait. Le calomel fut administré pendant cinq jours à doses fractionnées, une fois la salivation obtenue, le malade fut mis à l'iode. Quatre, puis six. puis huit pilules d'extrait du Dr Morell, lui furent administrées par jour, et, chose presque incroyable, huit jours après ce traitement le malade reprit sa connaissance qu'il a toujours conservé sans être en proie à des accès d'aucun genre.

Coryza scrofuleux. — Le jeune C.., était atteint depuis 2 ans de coryza scrofuleux chronique. La respiration était difficile et bruyante, la voix nasonnée. Il éprouvait en outre des maux de tête fréquents, entendait mal. Les ulcérations des fosses nasales se renouvelaient à chaque instant et se cicatrisaient avec peine, un mucus sanieux et fétide s'écoulait des narines; l'odorat était aboli, le nez était légèrement déformé et la lèvre supérieure excoriée par l'écoulement nasal. 3 fois par jour un lavage du nez, au moyen d'une seringue, fut effectué; le liquide d'injection était un mélange à parties égales d'eau et du Spécifique du Dr Laban. C..., avant chaque repas, prenant 2 pilules d'Extrait du Dr Morell, en 3 semaines le coryza avait disparu.

Lymphatisme. — La jeune T..., âgée de 11 ans, présentant tous les symptômes généraux du lymphatisme : une peau fine et blanche, de la bouffissure, une langueur [illegible] rhées fréquentes, était atteinte depuis [illegible] de gourme qui avait envahi peu à peu toute la tête et présentent un aspect se rapprochant de la teigne suintante de même un eczéma chronique avait gagné la surface du tronc et des membres inférieurs. Des lotions du Spécifique pur du Dr Laban, lotions suivies d'onctions à la vaseline boriquée, furent pratiquées matin et soir sur le corps et la tête, en même temps 4 pilules de l'Extrait du Dr Morell furent administrées chaque jour à l'enfant, qui, au bout de 2 mois, était complètement guérie.

Scrofule. — Un enfant de cinq ans, Daniel T..., était régulièrement atteint au visage et aux mains, c'est-à-dire aux parties non recouverte, d'un œdème aigu, dès qu'il allait à l'air vif, le visage et les mains enflaient et devenaient d'un rouge vif, l'état général ne paraissait pas troublé, cependant l'enfant avait sur les parties latérales du cou des chapelets de ganglions hypertrophiés Des lotions du spécifique pur du Dr Laban furent faites sur la peau, deux fois par jour, et l'enfant prit en même temps deux pilules par jour de l'extrait du Dr Morell, au bout d'un mois l'œdème avait disparu.

Abcès scrofuleux. — Le jeune B..., âgé de 16 ans, qui, dans son enfance, avait eu des ganglions lymphatiques engorgés, fut atteint, vers l'âge de 14 ans, d'abcès superficiels qui se développaient dans l'épaisseur de la peau ; ces abcès étaient petits, mous, d'une couleur violacée ; ils se montraient souvent à la face, s'ouvraient en laissant écouler un pus séreux et la plaie se transformait en abcès scrofuleux de longue durée. Le médecin de la famille conseilla, en même temps que le régime tonique ordinaire, des lotions journalières avec le Spécifique pur du Dr Laban et administra en même temps 4 pilules par jour d'Extrait du Dr Morell, les accidents disparurent en quelques mois.

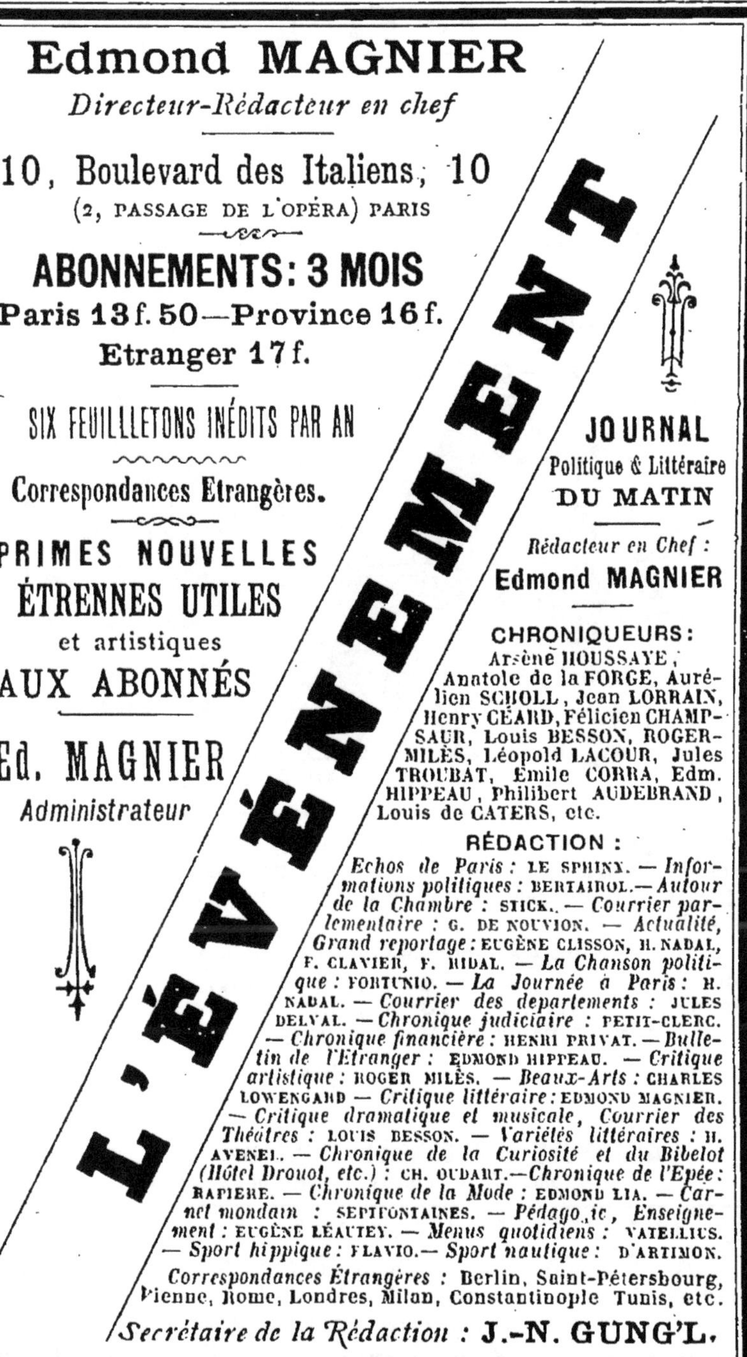
Edmond MAGNIER
Directeur-Rédacteur en chef
10, Boulevard des Italiens, 10
(2, PASSAGE DE L'OPÉRA) PARIS
ABONNEMENTS: 3 MOIS
Paris 13f. 50—Province 16f.
Etranger 17f.
SIX FEUILLETONS INÉDITS PAR AN
Correspondances Etrangères.
PRIMES NOUVELLES
ÉTRENNES UTILES
et artistiques
AUX ABONNÉS
Ed. MAGNIER
Administrateur
L'ÉVÉNEMENT
JOURNAL
Politique & Littéraire
DU MATIN
Rédacteur en Chef :
Edmond MAGNIER
CHRONIQUEURS:
Arsène HOUSSAYE, Anatole de la FORGE, Aurélien SCHOLL, Jean LORRAIN, Henry CÉARD, Félicien CHAMPSAUR, Louis BESSON, ROGER-MILÈS, Léopold LACOUR, Jules TROUBAT, Émile CORRA, Edm. HIPPEAU, Philibert AUDEBRAND, Louis de CATERS, etc.
RÉDACTION :
Echos de Paris : LE SPHINX. — Informations politiques : BERTAIROL. — Autour de la Chambre : STICK. — Courrier parlementaire : G. DE NOUVION. — Actualité, Grand reportage : EUGÈNE CLISSON, H. NADAL, F. CLAVIER, F. RIDAL. — La Chanson politique : FORTUNIO. — La Journée à Paris : H. NADAL. — Courrier des departements : JULES DELVAL. — Chronique judiciaire : PETIT-CLERC. — Chronique financière : HENRI PRIVAT. — Bulletin de l'Etranger : EDMOND HIPPEAU. — Critique artistique : ROGER MILÈS. — Beaux-Arts : CHARLES LOWENGARD — Critique littéraire : EDMOND MAGNIER. — Critique dramatique et musicale, Courrier des Théâtres : LOUIS BESSON. — Variétés littéraires : H. AVENEL. — Chronique de la Curiosité et du Bibelot (Hôtel Drouot, etc.) : CH. OUDART. — Chronique de l'Epée : RAPIERE. — Chronique de la Mode : EDMOND LIA. — Carnet mondain : SEPTFONTAINES. — Pédagogie, Enseignement : EUGÈNE LÉAUTEY. — Menus quotidiens : VATELLIUS. — Sport hippique : FLAVIO. — Sport nautique : D'ARTIMON.
Correspondances Étrangères : Berlin, Saint-Pétersbourg, Vienne, Rome, Londres, Milan, Constantinople Tunis, etc.
Secrétaire de la Rédaction : J.-N. GUNG'L.

LA FRANCE

JOURNAL INDÉPENDANT

Paraissant tous les jours à 3 heures du soir

Directeur politique : **Charles LALOU**

Rédaction & Administration : 144, r. Montmartre

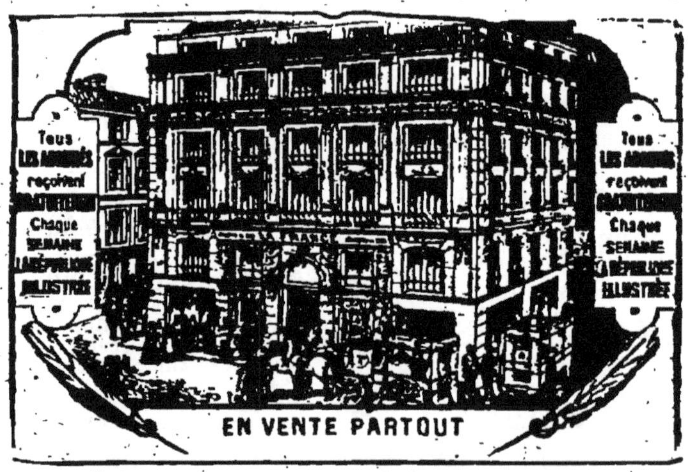

LA FRANCE est le journal du soir le plus rapidement et le plus sûrement informé; il est le premier qui paraisse avec le cours complet de la Bourse. Il donne toujours deux feuilletons-romans du plus haut intérêt.

PRIX DE L'ABONNEMENT POUR TOUTE LA FRANCE

Un mois	4 fr.	Six mois	20 fr.
Trois mois	10 »	Un an	40 »

PAYS ÉTRANGERS COMPRIS DANS L'UNION POSTALE

Un mois	5 fr.	Six mois	28 fr.
Trois mois	14 »	Un an	56 »

ANNONCES & RÉCLAMES, CHEZ MM. CERF & Cie

6, place de la Bourse et au bureau du journal

PROPRIÉTÉS DU JOURNAL « LA FRANCE »

LA FRANCE (Edition Bordeaux et Sud-Ouest)

5 c. le numéro — *14, rue Cabirol, Bordeaux* — 5 c. le numéro

LA FRANCE (Edition Régionale)

5 c. le numéro — *144, rue Montmartre, Paris* — 5 c. le numéro

Directeur politique : CH. LALOU

BANQUE DE CRÉDIT FRANÇAIS

Société anonyme au Capital de 15,00,000 fr.

PROPRIÉTAIRE DE LA

SÉCURITÉ FINANCIÈRE

Journal Financier Hebdomadaire paraissant le Dimanche

2f par an 22e ANNÉE 2f par an

ET DE LA

Circulaire quotidienne indispensable à tous les Spéculateurs

18 fr. par an. — **1** fr. **50** par mois.

20, RUE DE LA BANQUE, PARIS

Téléphone *Adresse télégraphique :* Téléphone

PLUTUS-PARIS

La **Banque de Crédit Français** fait toutes opérations de Bourse au comptant et à terme aux meilleures conditions;

Elle emploie en reports, prêts sur titres ou escompte toutes sommes à partir de 100 fr. et sert jusqu'à 8 % d'intérêts; les fonds sont toujours disponibles;

Elle prête jusqu'à 95 % sur tous titres ayant cours;

Enfin, elle paie tous coupons, vérifie les tirages, se charge des échanges de titres, souscriptions, encaissements, donne tous renseignements et conseils, constitue toutes Sociétés et Commandites; en un mot, fait toutes opérations de Bourse et de Banque.

PARIS. — IMP. L. BEILLET, 80, RUE DE BONDY

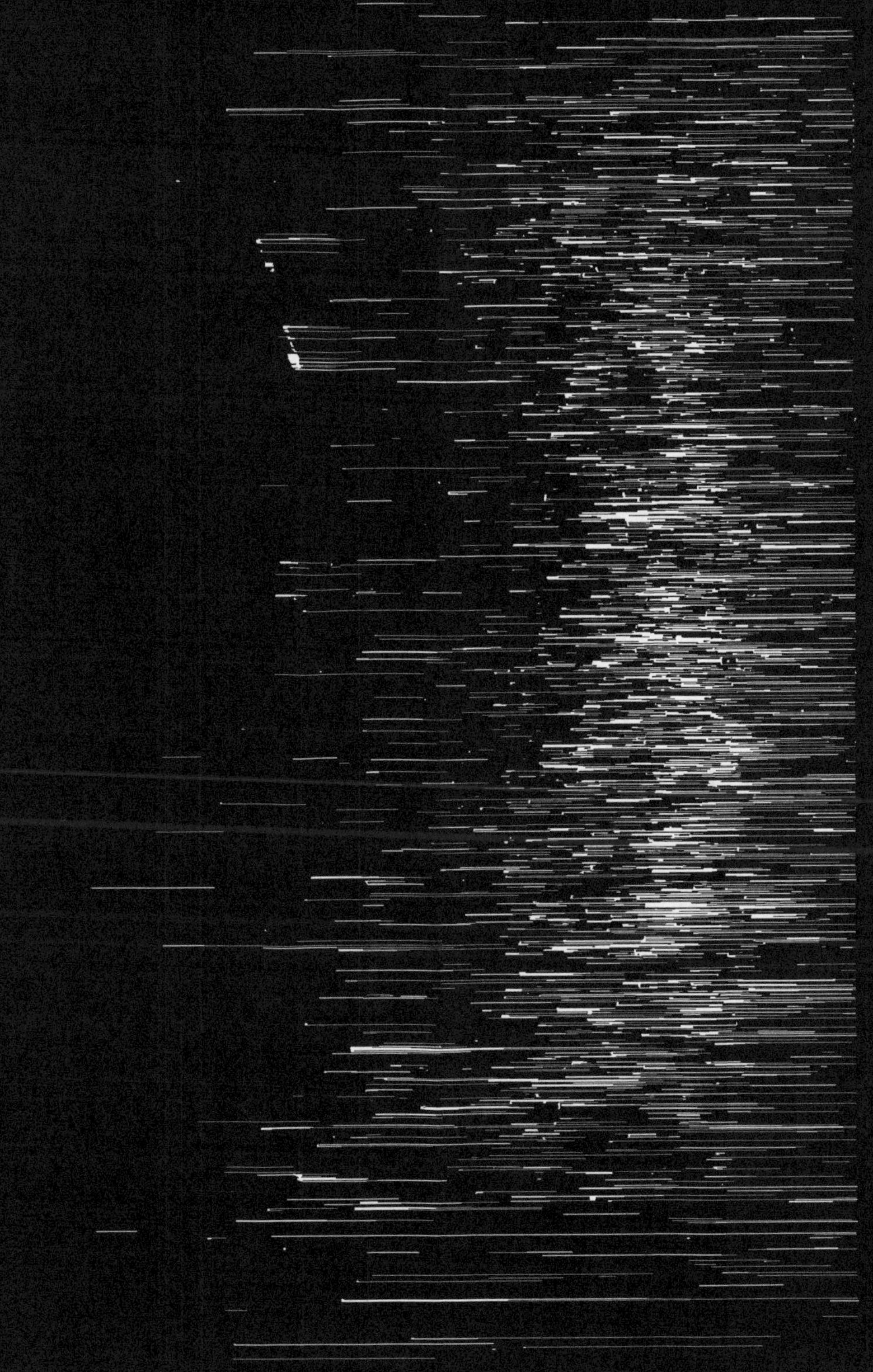

www.ingramcontent.com/pod-product-compliance
Ingram Content Group UK Ltd.
Pitfield, Milton Keynes, MK11 3LW, UK
UKHW031048260726
13965UKWH00006B/707